AF216168

ZWILLINGE
das Magazin

Das Mitmach-Magazin für Zwillings- & Drillingseltern

Band 40
September/Oktober 2019

© Marion von Gratkowski
Postfach 40 11 11
D-86890 Landsberg
Tel. 0049-(0)8344-809 95 39
info@twins.de
www.twins.de
Redaktion: Marion von Gratkowski
Titelfoto: Familie Lorenz.
Fotos & Texte: Privat
Herstellung & Verlag: BoD - Books on
Demand, Norderstedt
1. Auflage September 2019
ISBN 978-3-7494-7969-6

ZWILLINGE - DAS MAGAZIN Ausgabe Sept./Okt. 2019 Nr. 40: 7,99 €, auch als E-Book für 5,99 €.
ISBN 978-3-7494-7969-6

Bestellbar auf www.twins.de oder im Buchhandel - online & Laden.

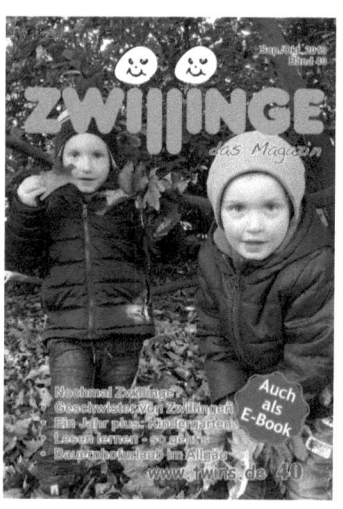

Liebe Leserin, lieber Leser,
liebe Zwillingseltern, liebe Drillingseltern,

Kinder, Kinder, wie die Zeit vergeht ... nach einer Schönwetterperiode jetzt Regen und Sturm. Arbeitswetter. Aber ich bin sicher, da es schon August ist, wird das sommerliche Wetter bald in den Herbst übergehen.

Sturm steht mir auch ins Haus, denn in wenigen Tagen erwarten wir unseren ältesten Zwillingssohn Maximilian mit seiner Frau Stephanie und unserem ersten Enkelkind Josephine (gerade 1 Jahr) wieder bei uns im Ostallgäu.

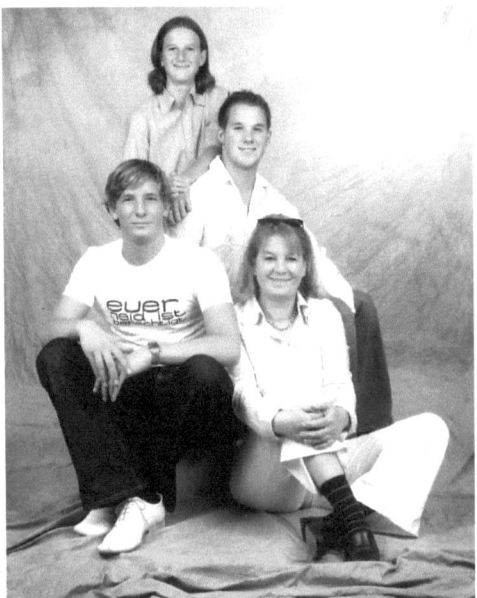

Constantin (von links), Nicolai, Maximilian und Marion von Gratkowski

Oma sein ist anstrengend ...

Und das bringt gewisse Turbulenzen mit sich, die wir Großeltern gar nicht mehr gewöhnt sind. Erstmal wird Geburtstag nachgefeiert ... das Finchen bekommt ein Bobbycar geschenkt und ein Dirndl, damit sie sich in Bayern original-bayerisch kleiden kann, wenn wir zusammen in den Biergarten gehen. Dass sie biergartentauglich ist, hat sie ja schon im Juli bewiesen.

Josephine läuft noch nicht, krabbelt aber wie ein Wiesel durch die Gegend - auch über den Rasen, der eher eine kurzgeschnittene Wiese ist. Ja, sogar über Steinplatten ist sie unterwegs ... Uuups - ich muss noch ein Treppengitter bestellen.

Waren wir damals strenger?

Was mir auffällt, ist, dass wir damals als Eltern von Zwillingen sehr viel strikter mit unseren Kindern umgegangen sind. Können Eltern von Einlingen lässiger in Sachen „Erziehung" sein? Lassen sie den Kindern mehr durchgehen?

Mein Zwillingslaufstall, den ich noch aus unserer Zeit als Händler übrig hatte, wurde abgelehnt. Das sei nichts für das Kind ... (hätte uns aber mal eine ruhige und für das Finchen eine sichere Minute beschert ...)

Wie gut, dass wir ab Mitte September zwei Wochen echten Urlaub haben.

Ich hoffe, Ihr seid noch in Urlaub und habt schöne und entspannte Tage mit Euren Kindern. Und dann trifft ja wie gewohnt etwas Zwillingslektüre bei Euch ein ...

Viel Spaß beim Lesen -
Ihre/Eure Marion von Gratkowski

Zu folgenden Bereichen/Themen suchen wir noch Beiträge:

- Schwangerschaft & Geburt
- Kaiserschnitt
- Stillen
- Fläschchen füttern
- Schlaflose Nächte
- Umstellung auf feste Kost (Brei)
- Weihnachten mit Zwillingen
- Erziehungsthemen aller Art

- Streit, Konkurrenz, enge Verbindung von Zwillingen
- Kindergartenstart
- Schule - Trennung oder nicht?
- Urlaubsideen für den kommenden Winter
- Rezepte für das Plätzchenbacken mit Zwillingen

Wie Sie Ihre Beiträge schicken können, steht auf Seite 11.

Was finde ich jetzt wo, wenn es hier nicht mehr steht?

- Termine & Veranstaltungen finden Sie ab sofort auf unserer Internetseite www.twins.de
- Eine Übersicht über unser komplettes Buchprogramm finden Sie ebenfalls auf unserer Homepage unter www.twins.de
- Auch all die Hefte der bisherigen Zeitschrift, die man sich noch bestellen kann, sind unter www.twins.de zu finden.
- Neuerungen werden auch auf Facebook auf unserer Seite „zeitschrift zwillinge" oder im Blog www.zwillingemachenkriegenhaben.de bekannt gegeben.

Es lohnt sich also immer, auch einmal einen Blick auf unsere Homepage zu werfen oder einfach den newsletter auf www.twins.de zu abonnieren, da wir Sie dann immer einmal wieder mit unseren Neuerungen bekannt machen.

BEZUGSBEDINGUNGEN

- ZWILLINGE - DAS MAGAZIN löst unsere bisherige Zeitschrift ZWILLINGE ab.
- Erscheinungsweise: zweimonatlich.
- Nächstes Heft November/Dezember 2019: 25. November 2019 (unter Vorbehalt)
- Das Magazin kann einzeln oder im Jahresabonnement 2019 bezogen werden.
- **Einzelhefte** kosten 7,99 Euro plus Porto 1,20 Euro (ab 1.7.2019).
- **Ältere Einzelhefte** sind ebenfalls noch verfügbar.
- **Jahresabo:** 52 Euro inklusive Porto, Befristung auf 6 Hefte, kein Fortlaufen. Keine Kündigung nötig.
- **Portoerhöhungen:** Ab 1.1.2020 sind Portoerhöhung von beträchtlichem Ausmaß zu erwarten. Wir behalten uns vor, unsere Preise dementsprechend kurzfristig anzupassen.

- **Unsere Adresse**: ZWILLINGE, Postfach 40 11 11, D-86890 Landsberg am Lech, Tel. 0049-(0)8344-8099539.
- **Unser Fax:** 0049-(0)8344-809 95 40.
- Einzelhefte und Abonnements müssen vorausbezahlt werden.
- **Unsere Bankverbindung:** Hypovereinsbank Landsberg, Lutz von Gratkowski, IBAN: DE77 7202 0070 6110 3155 60, SWIFT-BIC: HYVEDEMM408
- **Zahlung per Paypal** geht in Verbindung mit unserer E-mail-Adresse. info@twins.de ABER: **Bitte Gebühren zu Ihren Lasten!**
- Alle Rechte für den Inhalt liegen bei Marion von Gratkowski, Verlag von Gratkowski, Postfach 40 11 11, D-86890 Landsberg.
- **Unsere Internetpräsenz:** www.twins.de, E-mail: info@twins.de

Briefe an die Redaktion

Eigentlich wollten wir die Rubrik „Leserbriefe" weglassen. Aber es wäre doch schade, wenn unsere Leserinnen und Leser keinen Beitrag mehr kommentieren dürften. Also - einigen wir uns darauf, nur zwei Seiten (statt bisher vier) zu veröffentlichen.

Unser Anzucht-Set für Microgreens von der Firma Heimgart hatten wir verlost. Es ist in die Schweiz gegangen und wurde von Zwillingsfamilie R. getestet und für gut befunden. (ZWILLINGE Ausgabe 39). Aber: Microgreens sind keine Sprossen.

Hallo liebe Frau von Gratkowski, herzlichen Dank für das Zusenden des ZWILLINGE-Heftes mit dem ausführlichen Heimgart Test.

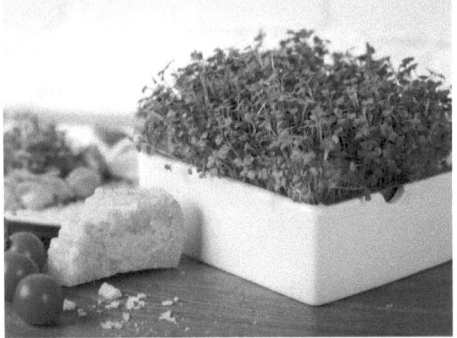

Noch eine allgemeine Info am Rande: Mit Heimgart lassen sich Microgreens anbauen, keine Sprossen. Da gibt es einen kleinen aber feinen Unterschied, den viele nicht kennen :-)

Falls Sie neugierig geworden sind und Sie der Unterschied interessiert, können Sie hier genaueres nachlesen: https://www.heimgart.com/blog/microgreens-oder-sprossen/

Die besten Grüße sendet Ihnen - Marco J.

Zwillingsmutter Franziska plädierte für ein Leben mit Haustieren (ZWILLINGE - DAS MAGAZIN Nr. 39). Ihre Zwillinge Emil und Sören und der ältere Bruder

Björn möchten Ponys, Hasen, die Katze und den Hund von Oma nicht missen. Tiere machen einfach zu viel Spaß und nicht nur Arbeit. Gabi S. kann nur zustimmen.

Liebe Redaktion, besonders gern habe ich den Beitrag über Zwillinge und Haustiere gelesen. Wir haben auch lange überlegt, welches Haustier zu uns passt und uns dann für eine Katze entschieden. Ja, natürlich geht die ihren eigenen Weg und man kann sie nicht „erziehen". Aber sie (oder besser gesagt: er) ist lieb und kuschlig und sehr auf Menschen bezogen. Erziehen müssen wir ja bei den Zwillingen schon genug. Und so ein felliger Mitbewohner tut auch selbst noch was für die Erziehung. Kinder lernen Empathie für Tiere zu empfinden und entwickeln Verantwortung für sie. Unser Moritz ist eine echte Bereicherung. Liebe Grüße - Gabi.

Das sagt die Redaktion dazu: Auch bei uns war die Entscheidung für einen Kater eine sehr gute Entscheidung. Der norwegische Waldkater Caramello hat unsere Familie 17 lange Jahre begleitet und eine riesengroße Lücke hinterlassen, als er starb. Das

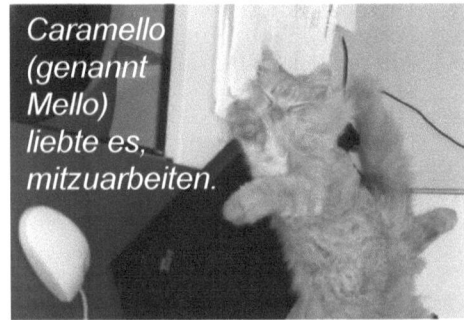

Caramello (genannt Mello) liebte es, mitzuarbeiten.

ist natürlich der Nachteil, dass Tiere auch einmal von uns gehen.

Ob das Chamäleon ein neues Haustier wird? Wer weiß ... Katze Speedy (in ZWILLINGE 39 vorgestellt) wird sich freuen ...
Liebe Grüße aus unserem Türkei-Urlaub - Leonie und Leon mit ihrem neuen Spielgefährten.

Wer hat mehr Angst? Die Zwillinge Leonie und Leon oder das arme Chamäleon?

Im fernen Australien hat unsere Leserin Vera Zwillinge geboren. Sie hat ein Abonnement von ihrer Mutter, die ebenfalls Zwillingsmutter ist, geschenkt bekommen. Wir gratulieren!
Bei uns hat sich inzwischen einiges ereignet: Ich habe endlich einen DNA-Test meiner Zwillinge Elsa und Iris (29) durchführen lassen, da ich stets an ihrer Eineiigkeit gezweifelt habe. Aber: sie sind doch eineiig.
Und am 29.3.2019 hat Vera in Australien ihre Zwillinge per Kaiserschnitt zur Welt gebracht: Emilia und Oliver.
Ich war im Mai und Juni dort, um der Jungfamilie zu helfen, in erste Linie aber, um mich an den Kleinen zu erfreuen.
Sie sind mir in den zwei Monaten so sehr ans Herz gewachsen, dass mir der Abschied unheimlich schwer fiel, vor allem angesichts der Tatsache, dass ich sie erst

Weihnachten 2020 !!! wiedersehen werde, wenn sie uns besuchen kommen ...
Gott sei Dank gibt es Whatsapp und Skype!!! Liebe Grüße Désirée L.

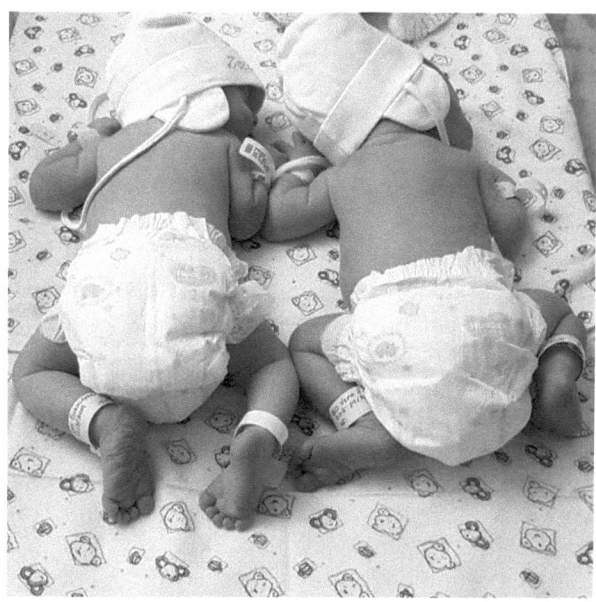

Emilia und Oliver

Nach schlimmen Tagen kommen immer bessere Zeiten ...

Unverhofft kommt oft. Das mussten auch Gabi und Michael feststellen, als sich nach der erstgeborenen Tochter Zwillinge ankündigten. Knapp 2 Jahre liegen zwischen den Kindern. Dennoch gibt es inzwischen ein viertes Kind. Gabi hat festgestellt: es kommen immer wieder bessere Zeiten.

Als Mia und Pia das Licht der Welt erblickten, waren es gerade noch vier Tage bis zum Geburtstag unserer ersten Tochter Tina. Also feierten wir den Geburtstag teilweise im Krankenhaus.

Die Zwillinge waren damals groß genug, allerdings hatte ich eine Lungenentzündung, die erst einmal auskuriert werden musste und so „durften" wir noch zwei Wochen in der Klinik bleiben. Doch dann begann der Alltag mit drei Kindern unter drei ...

Wie haben wir das damals nur geschafft?

Wenn ich heute daran zurückdenke, muss ich mich selber wundern, wie wir diese Zeit ohne bleibende Schäden - psychischer und physischer Natur - überstanden haben. Im Gegenteil: Letztes Jahr haben wir uns für ein weiteres Kind entschieden. Und dieses 10 Monate alte Wesen fordert so viel Zeit und Kraft und lässt mich nur noch staunen darüber, wieviel Anstrengung damals nötig und möglich war für drei kleine Kinder ...

Die Begleitumstände waren damals anders und vieles sehe ich jetzt sogar als Vorteil. Zum Beispiel bewohnten wir eine Drei-Zimmer-Wohnung, das bedeutete zwar fünf Personen auf engstem Raum, doch gleichzeitig war wirklich alles griffbereit, ohne größere Strecken zurücklegen zu müssen.

Viel Platz im eigenen Haus und viel Rennerei treppauf, treppab.

Heute im eigenen Haus geht es auf zwei Etagen treppauf und treppab und die Kleine ständig auf dem Arm, da sie natürlich immer dabei sein will. Ganz zu schweigen von der Mehrarbeit, die durch das Putzen anfällt.

Auch sehe ich es heute als Vorteil, dass die „Große" damals zwei Jahre alt war und somit noch nicht in den Kindergarten ging. So hatten wir außer dem freiwilligen Kinderturnen keine weiteren Verpflichtungen und konnten uns den Tag „gemütlich einteilen", und ich hatte sogar Zeit, mich mit der älteren Tina beschäftigen.

Die Zwillinge stillte ich vier Monate voll, was mir viele Vorteile brachte. Kein Fläschchenkochen, weniger einkaufen und während des Stillens saß Tina oft bei mir und ich las ihr etwas vor. Stillen bedeutete für mich auch, dass ich die

Kinder allein versorgen musste. Doch als die Kinder später das Fläschchen tranken und nicht mehr gestillt wurden, waren wir dabei, ein eigenes Haus zu bauen, um das sich vor allem mein Mann kümmern musste und ich saß wieder allein da.

Jede Aktion - war es das Baden, das Füttern oder der Spaziergang - war eben eine Großaktion und verlangte oft schweren körperlichen Einsatz. Auch musste alles gut geplant werden, um unnötigen Kraftaufwand zu vermeiden, um den Kräfteverschleiß so gering wie möglich zu halten.

Da unsere Wohnung im dritten Stock lag, musste gut überlegt werden, wann, warum und wie lange man sich mit drei Kindern vor die Tür wagen konnte. Die Kinder sollten am besten satt und trocken sein, das Wetter angenehm und etwas zu vergessen, wenn wir aufbrachen, konnte ich mir nicht leisten, denn noch schnell mal zurück und hoch in die Wohnung ging einfach nicht.

Auch das abendliche Einschlafritual verlangte einige Verrenkungskünste von mir. Ich saß bei Tina am Bett, um ihr ein Schlaflied zu singen, im Arm hatte ich Mia und stillte sie und mit dem Fuß schob ich den Stubenwagen hin und her, um Pia ruhig zu halten.

Die Nächte verbrachte ich meist sitzend im Bett - mit bequemer Rückenpolsterung - da ich dauernd am Stillen war. Oft nickte ich dabei etwas ein, was bedeutete, dass ich ein Kind erst wieder ins Bett legte, wenn sich das andere bemerkbar machte.

Kam die Große auch noch in der Nacht anmarschiert, fehlte mir die Kraft, sie wieder zurück in ihr Bett zu bringen. Also machte sie es sich bei uns im Bett bequem und schlief wunderbar weiter. Während der Schwangerschaft hatte ich versucht, sie an ihr eigenes Bett zu gewöhnen, und war somit zwischen vier- und fünfmal zwischen den Betten unterwegs. In unserem französischen Bett wurde es oft etwas eng und mein Mann ließ sich ab und zu auf eine Matratze neben dem Bett fallen, die wir wohlweislich dort ausgelegt hatten.

Meine nächtlichen Sitzungen führten schließlich dazu, dass ich mich nur noch unter Schmerzen auf einen Stuhl setzen konnte. Aufstehen war noch schmerzhafter und das Fahrradfahren wurde zur Qual. Also ließ ich mein Steißbein röntgen. Natürlich gab es kein Mittel dagegen und der Schmerz ließ langsam nach, als die Zwillinge zwei Jahre alt waren.

Um die Zwillinge tagsüber zu verwöhnen, bzw. zu beruhigen, kamen wir immer wieder auf neue Ideen. So wurde die Tragetasche quer auf den Stubenwagen gestellt, so konnten mit einer Hand beide geschoben werden. Oder wir befestigten

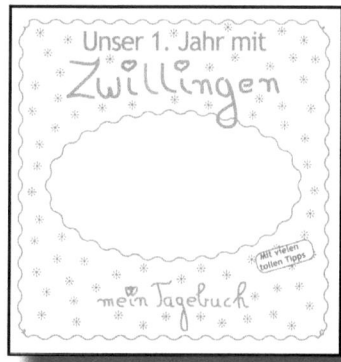

Erinnerungen festhalten ...

Wie schnell geht die Zeit vorbei. Deshalb lohnt es sich, Tagebuch zu führen über all die kleinen Freuden und Leiden des Alltags mit Zwillingen.

Unser Buch gibt die Themen schon vor ... Sie brauchen die Seiten nur noch auszufüllen mit ihren eigenen Worten. Und weil es als Ringbuch auch Platz für Fotos hat, lässt sich das Tagebuch schön bebildern.

Zu bestellen: im Buchhandel und unter

www.twins.de

eine Tragetaschen an der Babyschaukelhalterung am Türrahmen.

Wir hatten einen Zwillingswagen von Peg Perego, den wir von Bekannten übernehmen konnten, der sich als sehr praktisch erwies. Er ließ sich gut schieben und war nicht allzu breit. Über den Winter reichten die kleinen Tragetaschen, die es dazu gab. Und auch Tina, konnte sich zeitweise zusätzlich auf den Wagen mit drauf setzen.

So konnten wir auch unseren Papa auf der Baustelle besuchen, so dass ihn die Kinder nicht ganz aus den Augen verloren und wir auch etwas vom Hausbau mitbekamen. Denn helfen am Bau konnte ich nicht viel. Ich konnte nicht mal für die tägliche Brotzeit sorgen, die die Handwerker erwarteten. Glücklicherweise halfen da meine Schwiegereltern aus und übenahmen diese Aufgabe.

Auch sonst beschränkte ich alle hauswirtschaftlichen Tätigkeiten auf ein Minimum. Es gab allerdings jeden Tag ein Mittagessen, da mein Mann zum Essen nach Hause kam. Aber einen Kuchen zum Beispiel backte ich erst wieder, als die Zwillinge ihren ersten Geburtstag hatten.

Probleme hatten wir auch zeitweise, unsere drei Kinder in unserem Auto unterzubringen. Das ging gut, solange die Zwillinge im Maxi Cosi saßen und Tina im Kindersitz.

Als die Zwillinge auch in Kindersitze umziehen sollten, fuhren wir zu einem Kinderausstattungsgeschäft und probierten einige Sitze durch, doch es wollten keine drei Sitze auf die Rückbank unseres Opel passen. Gelöst wurde das Problem dann mit einem Renault Espace, dessen Sitze variabel sind und auch innerhalb des Autos an verschiedenen Positionen festgemacht (oder auch aus dem Auto entfernt) werden können. Heute ist der Espace wieder geschrumpft, also das

heutige Modell könnten wir eher nicht benutzen.

Unsere Großen sind jetzt schon zweimal fünfeinhalb und einmal siebeneinhalb Jahre alt. Wir haben schon viel zusammen erlebt. Langeweile kennen wir nicht, die Kinder auch nicht. Wenn keine Freunde da sind, dann haben unsere drei immer jemanden zum Spielen, natürlich auch zum Streiten.

Die Zwillinge haben sich prächtig entwickelt. Mit zweieinhalb Jahren waren sie so versessen auf Tinas Fahrrad, dass wir auch ihnen Fahrräder kauften und schon mit dreieinhalb Jahren konnten sie dann Fahrradfahren.

Zum vierten Geburtstag wünschten sie sich Rollschuhe und fuhren auch gleich damit. Auch konnten sie mit vier schon problemlos ihren Namen schreiben. Vieles schauen sie sich von ihrer großen Schwester ab und der Ansporn untereinander ist ständig da. Zu zweit oder zu dritt kommen halt doch mehr Ideen zusammen, etwas zu unternehmen und auch einmal was anzustellen ... und das den ganzen Tag lang.

Schwere Zeiten gehen vorbei - gute Zeiten wiegen viel auf!

Es war eine schwere Zeit, als die Kinder klein waren, doch jedes Alter hat wohl seine Reize und Probleme. Heute sind es eben andere als im Kleinkindalter.

Ich kann mir jetzt schon lebhaft vorstellen, was die Schulzeit mit sich bringen wird ... etwa Horrornachmittage mit Hausaufgaben ...

Da ist es gut zu wissen, dass nach ganz schlimmen Tagen immer wieder bessere Zeiten folgen, an denen ich dann stolze Mutter von vier Kindern bin, und die mir wieder Mut und Kraft und neuen Elan geben für die nächste Herausforderung. (Gabi E.)

ZWILLINGE *das Magazin* - Die Mitmach-Zeitschrift für Zwillings- & Drillingseltern

So können Sie sich mit Beiträgen an ZWILLINGE *das Magazin* beteiligen: In fast 30 Jahren haben wir immer wieder festgestellt, dass die wahren Experten für Zwillings- und Drillingsthemen die Eltern sind. Viele Eltern haben darüber hinaus eine Qualifikation, die sie dazu prädestiniert, ihre Alltagserfahrungen mit anderen zu teilen. Sie sind selbst Erzieher, Lehrer oder Ärzte ... Erzieherinnen, Lehrerinnen oder Ärztinnen. Aber auch, wenn Sie ganz einfach „nur" Zwillings- und Drillingseltern sind - Ihre Erfahrungen, die Sie machen, sind von so unschätzbarem Wert für andere, für neue und werdende Eltern, dass sie unbedingt zu Papier gebracht werden sollten. Deshalb scheuen Sie sich nicht, uns zu schreiben und einen Beitrag zu irgendeiner Situation aus Ihren Leben mit mehreren gleichaltrigen Kindern zu schicken. Ihre Erfahrungen und vor allem Ihre Tipps und guten Ideen sind gefragt.

Und so geht's: Sie schreiben - wie Ihnen der „Schnabel gewachsen" ist. Dies hier ist kein Aufsatzwettbewerb. Unsere Redaktion bearbeitet Ihren Beitrag, macht die Überschrift dazu, das Layout und formuliert die Bildunterschriften und die Zwischenüberschriften.

Ihr Beitrag sollte im Format .doc oder .docx, in „word" oder einem anderen, gängigen Schreibprogramm bei uns ankommen. Gern aber auch einfach direkt in der E-mail formuliert. Sie können Ihre Beiträge per E-mail senden an info@twins.de.

Wir nehmen aber nachwievor auch handschriftliche Beiträge, die ganz einfach per Post kommen. Unsere Adresse: ZWILLINGE, Postfach 40 11 11, D-86890 Landsberg. Schicken Sie uns auch Ihre Fotos mit. Am besten sind ganz normale Familienfotos, wie man sie mit jeder Digicam oder einem Handy machen kann. Um die entsprechend hohe Auflösung und die Druckfähigkeit kümmert sich unsere Redaktion. Und wenn Sie uns einen großen Gefallen tun wollen: benennen Sie Ihre Fotos mit denjenigen, die darauf zu sehen sind - also zum Beispiel MaxConnySpielplatz.jpg.

Wir belohnen es, wenn Sie uns einen Beitrag schicken:
Suchen Sie sich ein Buch aus

Und was bekommen Sie für Ihren Beitrag? In erster Linie natürlich helfen Sie anderen Zwillingseltern, die vielleicht noch ganz am Anfang stehen, mit ihren wertvollen Erfahrungen. Zweitens macht es auch einfach Spaß, über die eigene Familie zu schreiben und die eigenen Zwillinge in unserer kleinen Zeitschrift zu sehen.

Allerdings veröffentlichen wir Ihren Beitrag in der neuen Machart unserer Zeitschrift nicht mehr unter vollem Namen, es sei denn Sie wünschen das ausdrücklich. Der Hintergrund dafür ist, dass das neue ZWILLINGE - DAS MAGAZIN dadurch, dass es auch auf online-Portalen angeboten wird, einem größeren Leserkreis angeboten wird. Natürlich werden sich am ehesten betroffene Zwillings- und Drillingseltern für ZWILLINGE interessieren. Dennoch möchten wir jeglichem Missbrauch vorbeugen. Übrigens: Wer einen Beitrag für unser Magazin schreibt, erhält ein Exemplar des betreffenden Magazins gratis (zur Erinnerung) oder kann sich ein Buch aus unserem Programm aussuchen.

Dann kann's ja losgehen ... wir freuen uns und sind gespannt.

Wie hoch ist das Risiko für den zweiten Zwilling?

Immer wieder hört und liest man, dass eine natürlich Geburt für den zweiten Zwilling mit großen Risiken behaftet sein könnte. Was ist daran dran und wie beeinflusst der Geburtsabstand der Zwillinge die Gefährdung für den zweiten Zwilling. Italienische Forscher gingen dieser Frage nach.

Vielen von uns wurde während der Schwangerschaft zu einem Kaiserschnitt geraten, vor allem wenn Komplikationen aufgrund der falschen Lage eines Zwillings oder der Größe der Zwillinge (und natürlich der zu erwartenden Frühgeburtlichkeit) zu erwarten waren. Probleme könnte es vor allem für den zweiten Zwilling geben. Doch welchen Risiken sind die Zweitgeborenen tatsächlich ausgesetzt?

Geburtsabstand zwischen Zwillingen ...

In Italien haben Mediziner in einer Studie von Januar 2000 bis Juli 2018 untersucht, welchen Einfluss der Geburtsabstand zwischen beiden Zwillingen auf die Gesundheit des zweiten Zwillings hat. Berichtet darüber hat das „The Journal of Maternal-Fetal & Neonatal Medicine" im Mai 2018. Vorgestellt wurde die Studie auf der Internetseite von Kate Philippa Clark (www.about-twins.com), die selbst ein eineiiger Zwilling ist.

Thema der Studie: Welchen Einfluss hat die Dauer der Pause zwischen den beiden Geburten eines Zwillingspaares auf den zweiten Zwilling.

Dazu untersuchten die italienischen Forscher 400 Zwillingsgeburten in einem Zeitraum von 2000 bis 2018. Die Ergebnisse wurden jüngst veröffentlicht.

Wie lange dauert es, bis Zwillinge da sind?

In die Untersuchung wurden nur Geburten einbezogen, bei denen die Mütter den ersten Zwilling natürlich entbunden hatten.

Die Untersuchungsteilnehmer wurden in zwei Gruppen eingeteilt und zwar je nachdem, wie lange die Zeit zwischen den beiden Geburten betragen hatte. Die eine Gruppe umfasste Frauen, die beide Zwillinge in weniger als 30 Minuten entbunden hatten. Die zweite Gruppe umfasste Frauen, bei denen der Abstand der beiden Geburten mehr als 30 Minuten betragen hatte.

Gewichtsunterschiede sind das größere Problem.

Die Forscher fanden zunächst heraus, dass es kaum Unterschiede zwischen den beiden Gruppen gab. Das führte zu dem Schluss, dass es keine große Rolle spielte, wie lange das Intervall zwischen den beiden Geburten dauerte - sowohl für Mütter,

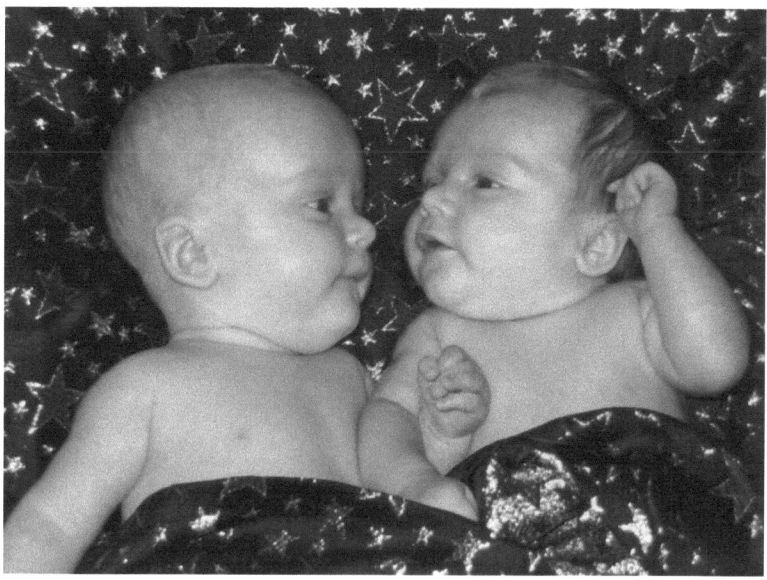

Heute weiß man, dass sich der zweite Zwilling Zeit lassen kann, wenn es allen Beteiligten gut geht. Hier Jamina und Jahvis.

wie auch für die Zwillinge. Soweit so gut. Allerdings scheinen (große) Gewichtsunterschiede zwischen den beiden Zwilligen eine signifikante Rolle dafür zu spielen, ob es dem zweiten Zwilling nach der Geburt gut geht. Dies scheint vor allem dann zu Problemen zu führen, wenn der Gewichtsunterschied zwischen beiden Zwillingen 25 Prozent und mehr beträgt.

Gestützt auf diese neue Erkenntnis empfehlen die italienische Mediziner nicht mehr, dass eine Zwillingsgeburt in einem bestimmten Zeitraum stattfinden müsse. Diese Erkenntnis gilt für eineiige wie für zweieiige Zwillinge und natürlich nur für den Fall, dass es den Babys während des Geburtsvorgangs gut geht.

Das sind die wichtigsten Fragen von werdenden Zwillingseltern:

1. In welchem Abstand kommen (zweieiige) Zwillinge normalerweise bei einer natürlichen Geburt zur Welt?

2. Was geschieht mit dem ersten Kind während der Geburt des zweiten Kindes?

3. Ist die Geburt des zweiten Zwillings meistens schnell und in wenigen Wehen vollzogen?

4. Wann kommen die zwei Plazentas?

Und das sind die wichtigsten Antworten darauf:

1. In der Regel kommt das zweite Kind nach ein paar Minuten.

2. Das erste Baby kann in der Zwischenzeit auf dem Bauch der Mutter liegen oder der Papa nimmt es auf den Bauch.

3. Meistens geht die Geburt des zweiten Zwillings schnell, weil ja schon alles „vorbereitet" ist.

4. Bis die Plazenta kommt, dauert es wie bei Einlingen circa zehn bis zwanzig Minuten nach der Geburt.

Empfehlenswert? Ein Kind nach Zwillingen?

Für viele Eltern ist nach Zwillingen erst einmal Schluss. Sie sind mit Arbeit, ja und auch mit Kindern eingedeckt ... Doch irgendwann kommt die Frage: Sollen wir es nochmal wagen? Von uns aus (Redaktion) bekommt die Idee ein hunderprozentiges JA. Und doch war uns mulmig, als Nummer 3 kam. Auch Tanja S. bekennt sich zu einem klaren JA.

Unsere Zwillinge Lena und Luca waren von Anfang an total liebe und pflegeleichte Babys. Sie haben beide mit fünf Wochen nachts durchgeschlafen (zwischen 12 und 14 Stunden) und waren somit auch tagsüber leicht zu handhaben. Trotzdem haben mein Mann und ich uns immer wieder die Frage gestellt, wie es wohl mit nur einem Baby/Kind wäre ... weniger Stress?

Aber hatten wir überhaupt Stress? Nein!

Ein drittes Kind war bei uns immer geplant.

Uns war von Anfang an klar, dass wir noch ein drittes Kind haben wollten. Es war aber auch sonnenklar, dass wir erst ein Geschwisterchen für unsere Zwillinge wollten, wenn Lena und Luca selbständig wären, sprich, sich allein an- und ausziehen könnten, alleine duschen, alleine essen ... und vor allem, wenn sie in den Kindergarten gehen. Dann wollten wir noch einmal in den Genuss eines einzelnen Kindes kommen.

Gesagt, getan. Genau fünf Jahre nach Lenas und Lucas Geburt (damals mit komplikationsloser Schwangerschaft, allerdings dreimonatigem Klinikaufenthalt in der Uniklinik) kam dann unser Sonnenschein Anissa auf die Welt. Auch diesmal war die Schwangerschaft total komplikationslos und diesmal ohne Klinikaufenthalt auch wirklich wundervoll. Lena und Luca haben sich während der gesamten Schwangerschaft tierisch auf ihr kleines Schwesterchen gefreut und schon zig Bilder für sie gemalt.

Auch unsere restliche Familie hat sich mit uns gefreut, aber leider kamen auch etliche dumme Kommentare und Bemerkungen von Bekannten und wildfremden Menschen, so nach dem Motto:

- „Oh, Sie Arme! Bald drei Kinder zum Versorgen!" oder
- „Lieber Sie als ich, Sie sind wirklich nicht zu beneiden!" oder
- „Aber Sie haben doch schon zwei Kinder und auch schon ein Pärchen. Was wollen Sie denn noch mit einem dritten Kind?"

Warum mischen sich Fremde ungefragt ein?

Solchen und ähnlichen Bemerkungen war ich immer wieder ausgeliefert und hätte denen am liebsten die Augen ausgekratzt! Stattdessen habe ich einfach nur die Schultern gezuckt und bin kommentarlos weiter gegangen oder habe das Thema gewechselt. Muss ich mich denn vor anderen Menschen rechtferti-

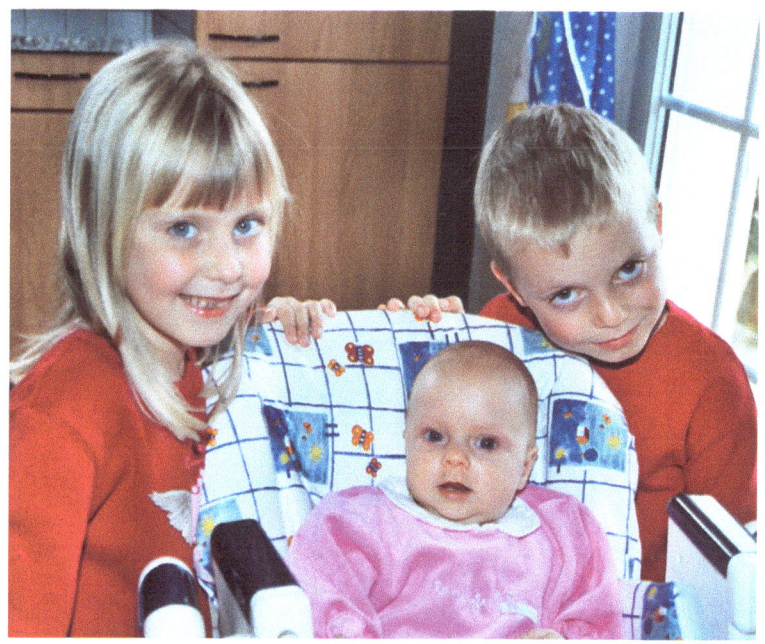

Der Abstand zwischen Zwillinge und einem dritten Kind ist wichtig. Ist er zu kurz, gibt es Stress. Lena, Anissa und Luca sind ein harmonisches Trio.

gen? Nein! Kinderwunsch ist Privatsache. Es war genau der richtige Altersabstand zwischen den Dreien. Lena hat von Anfang an die kleine Mama gespielt, sprich, sie hat Anissa gewickelt, gefüttert, getröstet ... während Luca mehr mit ihr gespielt hat. Lena und Luca waren zu keinem Zeitpunkt eifersüchtig auf ihre kleine Schwester und das ist bis zum heutigen Tag auch so geblieben.

Kinder als Steuersparmodell? Ich bin geschockt ...

Unser Trio versteht sich supergut, jeder hilft dem anderen und jeder ist für den anderen da. Selbstverständlich gibt es auch manchmal kleine Streitereien, was aber völlig normal ist unter Geschwistern. Meistens verkörpert unser Trio die pure Harmonie. Wir als Eltern sind uns sicher, dass das vor allem mit dem Altersabstand zu tun hat.

Ich kann nur sagen: Es war für uns die richtige Entscheidung und wenn es

klappt, dann wollen wir in ein bis zwei Jahren noch ein viertes Kind haben!

Als ich neulich diesen Wunsch im Bekanntenkreis vorsichtig geäußert habe, kam unter anderem die bescheuerte Bemerkung: „Ja klar, Ihr müsst ja nen ganzen Haufen Kinder bekommen, damit Dein Mann (der selbständig ist) weniger Steuer zahlen muss!"

Ich war zu geschockt, um darauf zu antworten, respektive, mich mal wieder zu rechtfertigen. Vor allem weil dieser Vorwurf absoluter Quatsch ist.

Warum ist es so abwegig, viele Kinder zu haben? Und warum soll es schlecht sein, eine kinderreiche Familie zu sein?

Seit ich denken kann, wollte ich immer eine große Familie haben. Ich habe den Job sofort an den Nagel gehängt, als ich mit den Zwillingen schwanger war. Damals war ich 23 Jahre alt. Ich bereue absolut nichts und genieße mein „Hausmütterchen-Dasein".

Mittlerweile bin ich schon gescheiter geworden. Wenn mich jetzt jemand nach meinem Job fragt, antworte ich: „Familienmanagerin - und das ist ein Fulltimejob ohne Bezahlung! Aber ich liebe ihn und würde mit niemandem tauschen wollen!"

Ich respektiere ja auch Leute, die keine Kinder wollen und nur auf die Karriere aus sind. Jeder soll für sich selbst entscheiden und dann die richtige Entscheidung treffen.

Warum muss ich mich immer wieder auf's Neue rechtfertigen, weil wir nach einem gesunden Zwillingspärchen noch ein Kind bekommen haben?

Jetzt mag ich mir noch gar nicht ausmalen, was für Kommentare ich mir anhören muss, wenn ich irgendwann in den nächsten zwei Jahren hoffentlich wieder schwanger bin. (Tanja S.)

Spendable Hersteller

Andrea und Joachim haben es gewagt und zahlreiche Hersteller von Babyprodukten angeschrieben und um Proben gebeten. Die „Ausbeute" ist sensationell. Das möchten wir Euch nicht vorenthalten.

Andrea schreibt dazu: „Wir sind mit sechs Kindern gesegnet. Das war nicht so geplant, wir sind total überrumpelt, aber sehr, sehr glücklich. Darunter sind auch unsere süßen und total aufgeweckten Zwillinge.

Manchmal möchte man nur schreien und weglaufen, aber es wird von Tag zu Tag leichter und besser. Und deshalb hatten wir jetzt Zeit, einmal bei den Herstellern von Kinder- und Babyartikeln nachzufragen, ob wir Proben bekommen.

Und wir waren echt überrascht, wie spendabel die Hersteller waren. Natürlich werden wir die Produkte testen und auch gern darüber berichten."

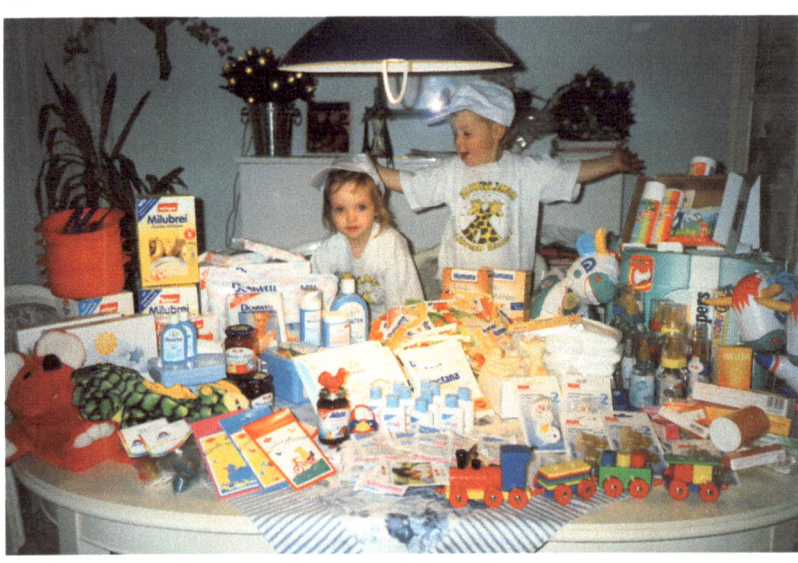

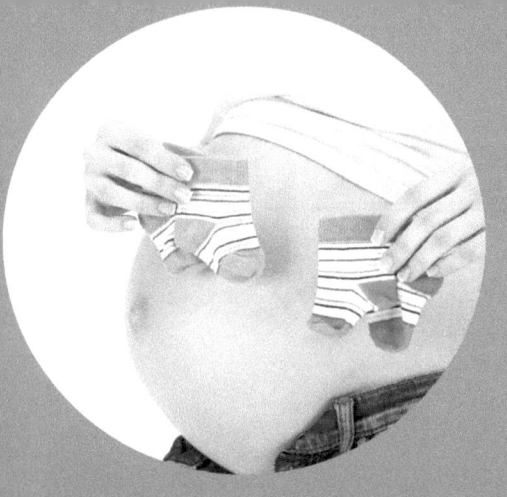

GEBURTSVORBEREITUNG FÜR ZWILLINGSSCHWANGERE

IN BERLIN

INHALT

- Wahl des Geburtsortes
- Erstausstattung
- Geburtsverlauf, Geburtspositionen
- Natürliche Geburt / Kaiserschnitt / BEL
- Informationen über Klinikroutinen
- Bindung vor und nach der Geburt
- Stillvorbereitung
- Die ersten Tage mit Zwillingen / Wochenbett
- Unterstützungsmöglichkeiten
- Frühchen
- Austausch und individuelle Fragen

PRAKTISCHE ÜBUNGEN

Atem- und Entspannungsübungen
Körperarbeit, Masssagen
Gedanken-/Geburtsreise
Schulung der Körperwahrnehmung

INFORMATIONEN

Wann:
Neue Termine auf Nachfrage.

Wo:
Stubenrauchstrasse 5
12161 Berlin

Wieviel:
Gesetzlichversicherte: keine*
Privatversicherte: 163,20 €
Partner: 120 € **

* Der Kostenanteil für Schwangere wird durch Teilnahmebestätigung direkt mit der Krankenkasse abgerechnet.
**Der Partneranteil wird von einigen Krankenkassen erstattet.

Wer:
Jana Friedrich (Hebamme)
Inga Sarrazin (Zwillingsmutter und Stillberaterin (AFS)

Wie:
jana@hebammenblog.de
inga.sarrazin@maternita.de

Was:
Versichertenkarte
gemütliche Kleidung
Partner

Und, wenn es wieder zwei werden?

Familienplanung ... nach Zwillingen ein drittes Kind: Und wenn es wieder zwei werden? Das haben einige unserer Leser erfahren. Und alle haben sich nach dem ersten Schreck gefreut. Immerhin hatten sie den Vorteil, bereits zu wissen, was auf sie zukommt. Wie hoch sind die Chancen?

Die Idee, Zwillinge zu haben, fasziniert die meisten Menschen. Und einige finden den Gedanken toll, zwei Babys auf einmal aufwachsen zu sehen, andere sind eher abgeschreckt.

Das Leben mit Zwillingen kann aber auch sehr anstrengend und auch chaotisch sein. Dennoch denken viele Zwillingseltern darüber nach, ob sie sich nicht doch zu einem dritten Kind entschließen sollten und natürlich, ob so ein einzelnes Kind eine ganz andere Erfahrung bedeuten könnte. Einzelkinderfahrung als da zum Beispiel wäre: in Ruhe stillen, weil kein zweites hungriges Baby, das warten muss, schreit ... Und viele Zwillingseltern wünschen sich ganz einfach eine große Familie.

Und zwangsläufig taucht dann die Frage auf: Wie sind die Chancen, dass es wieder zwei werden? Das hat viel mit Genetik, aber auch mit dem geographischen Standort und Alter und Größe der Mutter zu tun.

Unterschied zwischen eineiigen und zweieiigen Zwillingen.

Um diese Frage beantworten zu können, muss man zuerst verstehen, welche Arten von Zwillingen es gibt, denn die Wissenschaft konnte bisher noch nicht in allen Fällen klären, ob es eine genetische Disposition gibt oder nicht.

Identische, eineiige Zwillinge entstehen aus einer befruchteten Eizelle, die sich im Verlauf der Schwangerschaft teilt. Das wissen die meisten Zwillingseltern.

Jedes dieser Zwillingskinder besitzt die gleichen genetischen Strukturen und Komponenten.

Zweieiige Zwillinge entstehen anders und sind anders: Hier werden zwei Eier durch zwei Spermien befruchtet. Diese Zwillinge sind im Grunde normale Geschwister, die sich ähneln können oder auch nicht. Ihre genetischen Komponenten sind nicht zwangsläufig gleich.

Manche Frauen neigen dazu, Zwillinge zu entwickeln. Das hängt von vielen Faktoren ab und scheint auch familiär bedingt zu sein, will heißen: in manchen Familien kommt es zu einer Häufung von Zwillingsgeburten.

Genetische Einflüsse, die die Chancen auf ein zweites Paar Zwillinge erhöhen.

Das ist bekannt: Sind Sie mit jemandem verwandt, der selbst ein zweieiiger Zwilling ist oder zweieiige Zwillinge hat, dann besteht der Verdacht, dass auch Sie Gene geerbt haben, die zu einer „Hyperovulation" führen, so dass Sie zwei befruchtungsreife Eier gleichzeitig entwickeln, aus denen wieder zweieiige Zwillinge entstehen können.

Das hat natürlich nur mit der Mutter zu tun, denn Männer haben ja immer zahlreiche Spermien. Doch auch Väter können diese genetische Konstellation zu einer Hyperovulation weitergeben, nämlich an Ihre Töchter.

Deshalb sprechen Außenstehende oft davon, dass das Phänomen Zwillinge eine Generation überspringt. Das stimmt aber so nicht. Bis heute konnten Forscher nicht herausfinden, welchen Einfluss die Genetik auf die Entstehung eineiiger Zwillinge hat.

Zur Erklärung ziehe ich mal mein eigenes Beispiel heran:

* Ich wurde Mutter zweieiiger Zwillinge.
* Beide Jungs.
* Mein Sohn Maximilian hat eine Tochter.
* Er wird nicht zwangsläufig Zwillinge zeugen, es sei denn, seine Frau hätte eine Portion von diesem Zwillingsgen mitbekommen.
* Meine genetische Komponente wurde aber via Max auch an Josephine, meine Enkelin, weiter gegeben.
* Und so ist es ein kleines bisschen wahrscheinlicher, dass das Finchen einmal Zwillingsmutter wird und ich dann Uroma von Zwillingen.
* Nebenbei: Die Eltern meiner Schwiegertochter Stephanie sind beide zweieiige Zwillinge ... ein Wunder, dass das Schicksal da noch nicht zugeschlagen hat ... ☺☺

Alter der Mutter und frühere Schwangerschaften.

Kommen wir zu den anderen Bedingungen, die für das Entstehen von Zwillingen verantwortlich sein können. Einige Studien haben ergeben, dass vor allem Frauen in ihren späten Dreißigern (ab 37) bis späten Vierzigern Zwillinge bekommen.

Außerdem bekommen Frauen Zwillinge, die schon häufiger geboren haben.

Wie beeinflusst der geographische Standort die Zwillingshäufigkeit?

Auch geographische Gegebenheiten beeinflussen die Häufigkeit von Zwillingen. Afrikanische Frauen haben eine deutlich höhere Tendenz zu Zwillingen. In Nigeria ist die Zwillingsrate am größten, am niedrigsten ist sie in Japan. Die „Stadt der Zwillinge" liegt in Westafrika. In Igbo-Ora gibt es auffällig viele Zwillinge. Es gibt einige Vermutungen, warum es in der nigerianischen Stadt zu so vielen Mehrlingsgeburten kommt. Die Einheimischen vermuten, es könnte an ihrer Ernährung liegen.

Das betrifft aber wiederum nur die zweieiigen Zwillinge. Die Quote eineiiger Zwillinge ist in der ganzen Welt etwa gleich hoch, wird also nicht von der geographischen Lage beeinflusst.

Große und starke Mütter haben eher Zwillinge.

Und noch etwas beeinflusst die Häufigkeit zweieiiger Zwillinge: Größere und gewichtigere Frauen haben eher Zwillinge als kleine Frauen. Das ist auch gut so, denn Zwillinge stellen den Körper schon vor einige Herausforderungen.

Kinderwunschbehandlungen steigern die Zwillingsrate.

Natürlich haben auch Befruchtungsmethoden bei Kinderwunschbehandlungen die Zwillingsrate hoch getrieben in den letzten Jahren.

Werden es nochmal Zwillinge? Wer weiß. Ein kleines bisschen wird wohl der „Liebe Gott" entscheiden. Gut, dass man als Mensch nicht alles selbst entscheiden kann ... ☺☺

Wie es mit Doppelzwillingen ist - ab Seite 20.

Gute Organisation, Freunde & Eltern

Die Zwillingseltern Martina und Michael erwarten Zwillinge. Zum zweiten Mal. Sie freuen sich und ärgern sich über freche Kommentare. Und sie planen, damit sie für alle Eventualitäten gewappnet sind. Hilfe erwarten sie von ihren Freunden und Eltern. Und eine Kinderpflegerin ist auch organisiert.

Bevor ich in die Klinik zur Entbindung unserer zweiten Zwillinge gehe, möchte ich Ihnen noch ein paar Zeilen zur Veröffentlichung in Ihrer Zeitung schicken.

Hurra - nochmal Zwillinge!

Unser erstes Zwillingspärchen - Katja und Timo - ist jetzt anderthalb Jahre alt, und in wenigen Tagen erwarten wir wieder Zwillinge. Die Freude an Katja und Timo und auf die kommenden Zwillinge hat bei uns immer überwogen - dank der Liebe und des Einsatzes von meinem Mann und meinen Eltern.

Entsetzt sind wir jedoch häufig über die Reaktionen unserer Umgebung. Das fängt damit an, dass ich mit meinem Riesenbauchumfang von circa 1,20 Meter bei einer Körpergröße von 1,62 Meter wie ein seltenes Zooexemplar vollkommen distanzlos bestaunt werde.

Bei der Ankündigung unserer zweiten Zwillinge erhielten wir viele Negativantworten bis zum ernst gemeinten „Herzliches Beileid!"

Wie wird es mit vier Wickelkindern laufen?

Natürlich gab und gibt es auch bei uns Momente, wo wir uns fragen, wie ein Leben mit vier Wickelkindern und später vier lauffreudigen Kindern mit Freude zu bewältigen ist.

Aber erstens sind wir optimistische Kindernarren und zweitens ist eine gute Organisation gefragt in Kombination mit guten Freunden.

So hatte ich zwei Stunden nach dem Ultraschallergebnis Anfang des Jahres „wieder Zwillinge" eine Kinderpflegerin im Anerkennungsjahr für den Sommer gefunden.

Sie ist eine große Hilfe und kennt die Kinder bereits seit einem Jahr, da sie vor einem Jahr ein vierwöchiges Säuglingspraktikum bei uns gemacht hat und später zweimal wöchentlich, wenn ich gearbeitet habe, bei uns war.

Hilfe von Freunden und Eltern, gute Organisation gefragt.

Meine Eltern suchen eine Zweitwohnung in unserer Stadt, um uns wie bei den ersten Zwillingen weiterhin tatkräftig zu unterstützen. Da sind wir doch Glückspilze, oder?

Weil wir zu den treuen Fans Ihrer Zeitschrift gehören, möchte ich Ihnen noch zwei Kritikpunkte anführen. Der erste Kritikpunkt stammt von meinem Mann: Warum bilden Sie fast nur eineiige Zwillinge ab? Die machen doch nur ein Viertel aller Zwillinge aus?

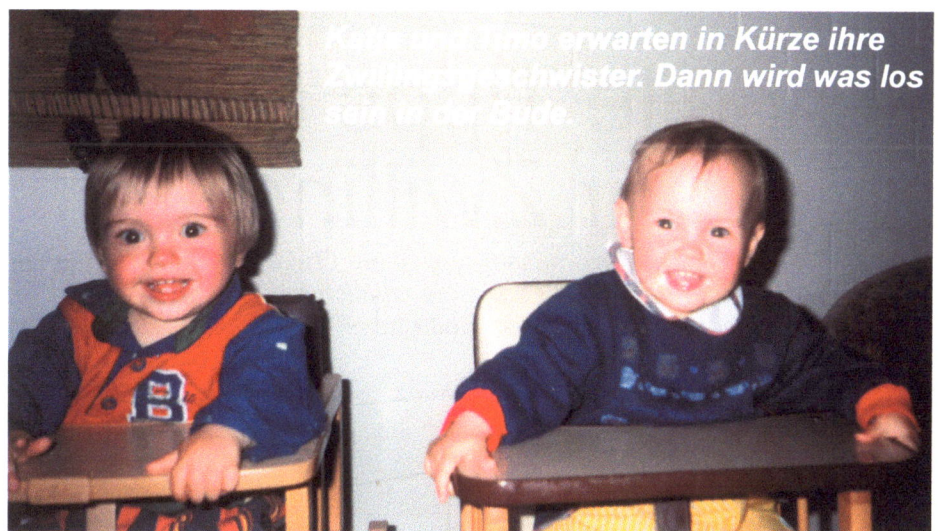

Kalle und Timo erwarten in Kürze ihre Zwillingsgeschwister. Dann wird was los sein in der Bude.

Wir senden Ihnen heute schon ein Foto unseres ersten Zwillingspärchens zu. Da sind sie 15 Monate alt.

Und dann mein Kritikpunkt: Zwillingsväter scheint es in der Zeitung auch kaum zu geben. Woran liegt das?

Mit herzlichen Grüße an Sie und alle, die Zwillinge sind oder mit Zwillingen zu tun haben ... Martina.

Das sagt die Redaktion: Wir suchen die Fotos nicht nach Eiigkeit der Zwillinge aus. Vielleicht sind Eltern von eineiigen Zwillingen einfach ein bisschen zwillingsbewusster und schicken deshalb öfter Fotos?

Und ja, Zwillingsväter halten sich auch und immer noch ein wenig zurück. Aber das hat sich auch schon gebessert.

Unsere Buch-Zwillinge zum Thema „Zwillinge & Drillinge stillen"

Seit vielen Jahren zählt Susanne Wittmairs Buch „Zwillinge stillen" zu den Standardwerken für Zwillings- und Drillingsmütter. Im Spätherbst hat es jetzt eine Ergänzung bekommen: das neue Stillbuch von Inga Sarrazin, das Zwillingsmütter direkter anspricht und auch Blankoseiten für ein kleines, eigenes Still-Tagebuch enthält.

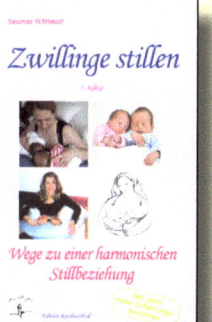

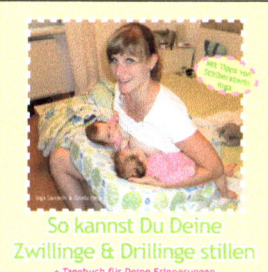

Beide Bücher gibt es im Buchhandel und auch unter www.twins.de - bei uns sogar in einem kleinen Sonderangebot - weil wir ein neues Heft ZWILLINGE - DAS MAGAZIN gratis mitschicken.

Schnelle Tipps & gute Ideen für Zwillinge

Zwillings- und Drillingseltern müssen vor allem praktisch denken. Deshalb haben sie Tipps und Ideen auf Lager, die wirklich hilfreich sind. Haben Sie auch einen Vorschlag, der auf diese Seite passt? Her damit!
Unsere E-mail: info@twins.de

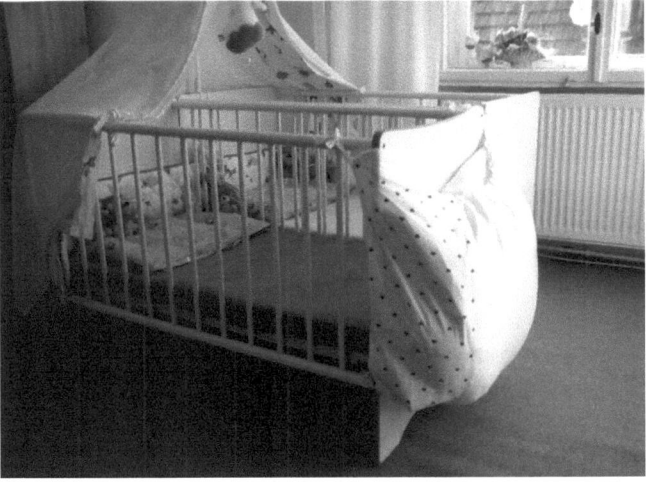

Unsere langjährige Zeichnerin Uta hat noch einen Tipp aus der Kleinkinderzeit ihrer Zwillinge rausgekramt. Hier ist er:
Kleine Wohnung und wenig Ablagemöglichkeiten? Wohin mit den Bettdecken, wenn die Zwillinge mal strampeln wollen und nicht zugedeckt sein müssen?
Lagen die Decken bei unseren Kindern im Bett, dann schliefen die beiden garantiert auf den Decken ein, weil es so kuschlig war. Sie sollten doch aber damit zugedeckt werden. Also bewahrten wir die Zudecken auf, bis unsere Zwillinge eingeschlafen waren. Damit die Decken nicht irgendwo herumliegen mussten, nähte ich einen großen Beutel, den ich an eines der Betten hängte. Dazu nahm ich zwei grosse Moltontücher, einen Streifen Stoff zum Ausgleich der vorderen Fülle. Vorn nähte ich einen Gummizug ein und verschönerte das Ganze mit einer Spitzenkante. Dann wurde das Ganze seitlich und unten inklusive der Bänder zum Festbinden am Bett zusammengenäht und schon war unser Stauraum für die Bettdecken fertig.
Wer keine Bettdecken benutzt, kann natürlich auch die Schlafsäcke darin verstauen.

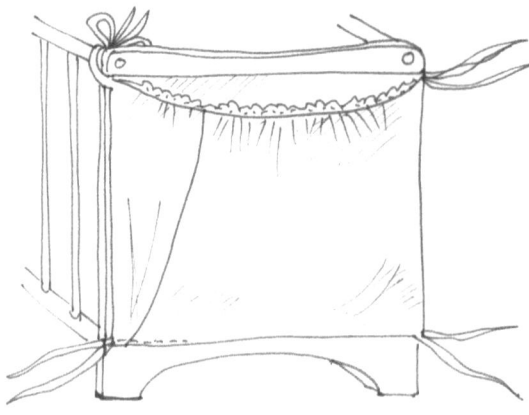

Schnell genäht - gut verstaut.

„Wäschekörbe, die dritte" könnte man dieses Tipp überschreiben Marlies hat ihn geschickt. Sie hat die Wäschekörbe für viele Dinge eingesetzt und nicht nur für die Wäsche.

Was man alles mit Wäschekörben machen kann, haben wir schon in den vorangegangenen Ausgaben erfahren. Man kann Zwillinge samt Töpfchen reinsetzen, damit sie beim Sauberwerden nicht abhauen. Man kann Zwillinge darin transportieren und jetzt kommt die dritte Idee: Wäschekörbe eignen sich perfekt zum Spielen (siehe Foto). Die Zwillinge können sie wie Zugabteile aneinanderreihen und fertig ist der lustige Zug für die Kleinen.

Tipps gesucht: info@twins.de

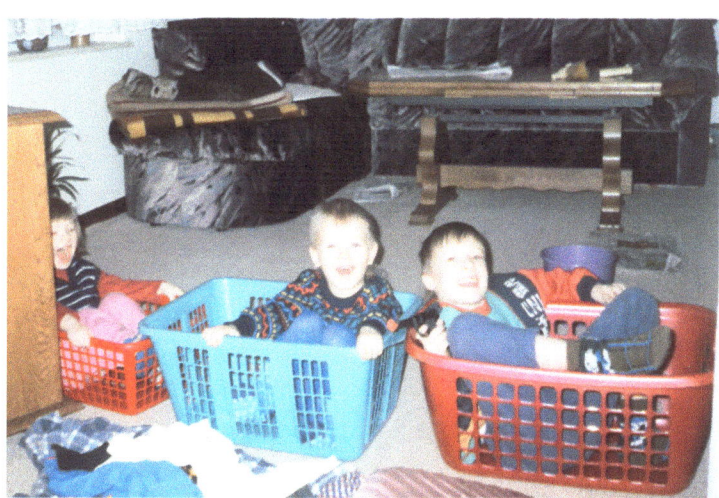

Mit einfachsten Mitteln lässt sich ein Zug bauen, mit dem die Kinder dann eine ganze Weile spielen. Wer keine Körbe hat, nimmt Kartons. Geht genauso.

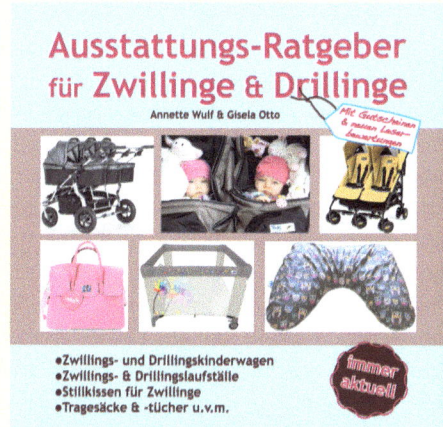

Essen lernen - die Sache mit Brei oder Braten ...

Für Zwillingseltern ist es anfangs keine wirkliche Erleichterung, wenn ihre Kinder von Fläschchen oder Brust auf feste(re) Nahrung umsteigen. Zwar kann man die Kinder wunderbar parallel füttern, aber das Gemansche, vor allem, wenn das Selber-Essen-Wollen anfängt, muss man auch mögen. Hier ein paar Anregungen dazu.

Als meine Zwillinge Max und Paul anfingen, auch einmal einen Karottenbrei zu essen, habe ich super Lätzchen entdeckt. Damit waren die beiden sehr gut abgedeckt. Und auch die Farbe stimmte schon, denn nichts ist schwieriger als Karotte aus einem weißen T-Shirt zu entfernen. Praktisch unmöglich! So setzte ich meine beiden Leckermäuler nebeneinander und fütterte sie abwechselnd mit einem gemeinsamen Löffel.

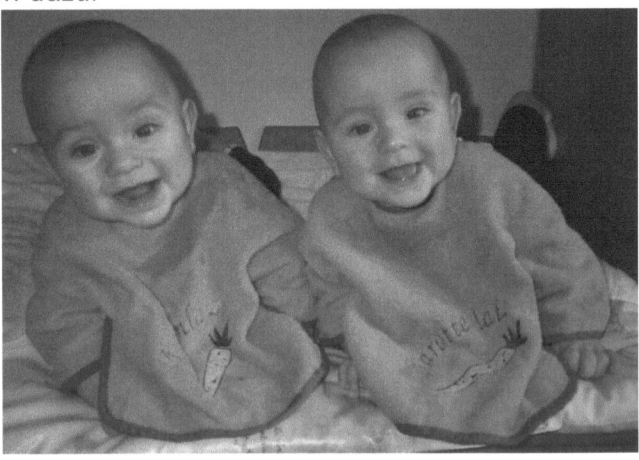

Große Lätzchen - weniger Wäsche.

Langsam interessieren sie sich auch für Löffel & Co. Auch da werde ich darauf achten, dass ich weniger Stress habe, indem ich einfach alles gut abdecke (also die Umgebung) so dass sich die anschließende Putzerei in Grenzen hält. (Kirsten H.)

Es ist ein Kampf - anders kann man es nicht sagen. Aber es lohnt sich - schon bald werden Franziska (links) und Johanna (hier sechs Monate alt) selber essen

und dann ist das wieder ein Meilenstein in ihrer Entwicklung.

So sehen wir derzeit allerdings nach dem Essen aus! Zusätzlich zu den Lätzchen nehme ich Handtücher, um die Hochstühle von Peg Perego zu schützen. Die sollen ja nicht gleich so versabbert aussehen.

Ich nehme übrigens immer nur einen Teller (ein Schüsselchen) und einen Löffel. Und dann wird abwechselnd der Schnabel aufgesperrt und ein Löffelchen reingeschoben. Das geht sehr gut und die beiden sind auch nicht „futterneidisch".

Und wenn ich mal fünf Minuten Luft brauche, um mich selbst, zum Beispiel zum Ausgehen fertig zu machen, dann werden die beiden (hier sind sie 17 Monate alt) im Laufstall „geparkt". Dann gibt es einen trockenen Keks in die Hand und schon habe

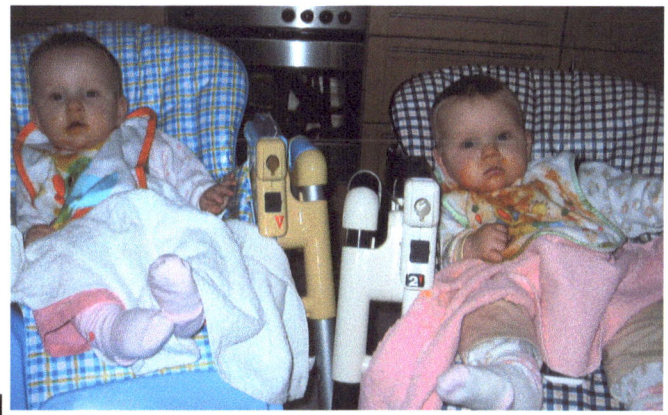

ich die nötige Ruhe, mich selbst anzuziehen. Tanja K.

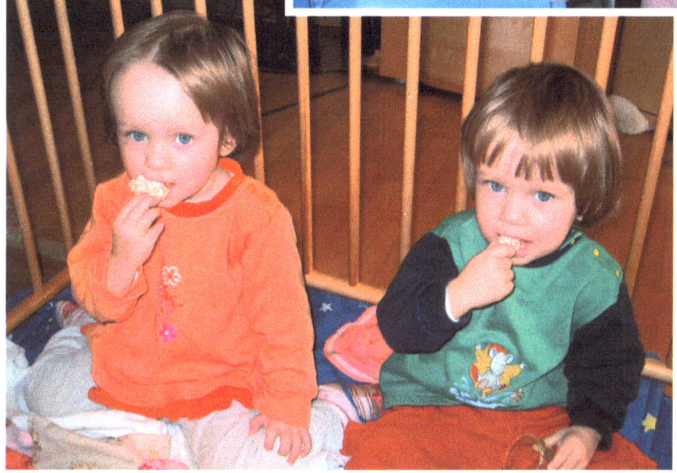

Zwillinge im Laufstall „parken"? Warum nicht. Dort sind sie sicher.

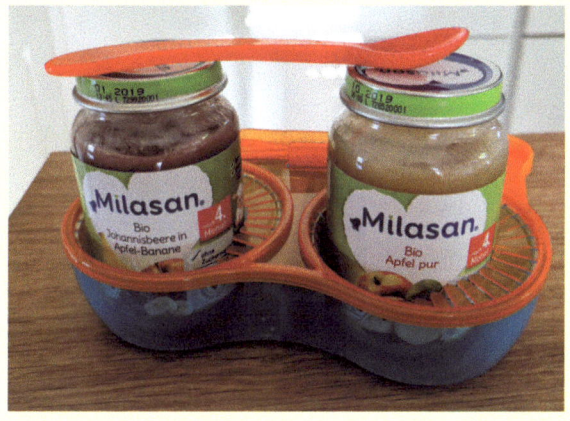

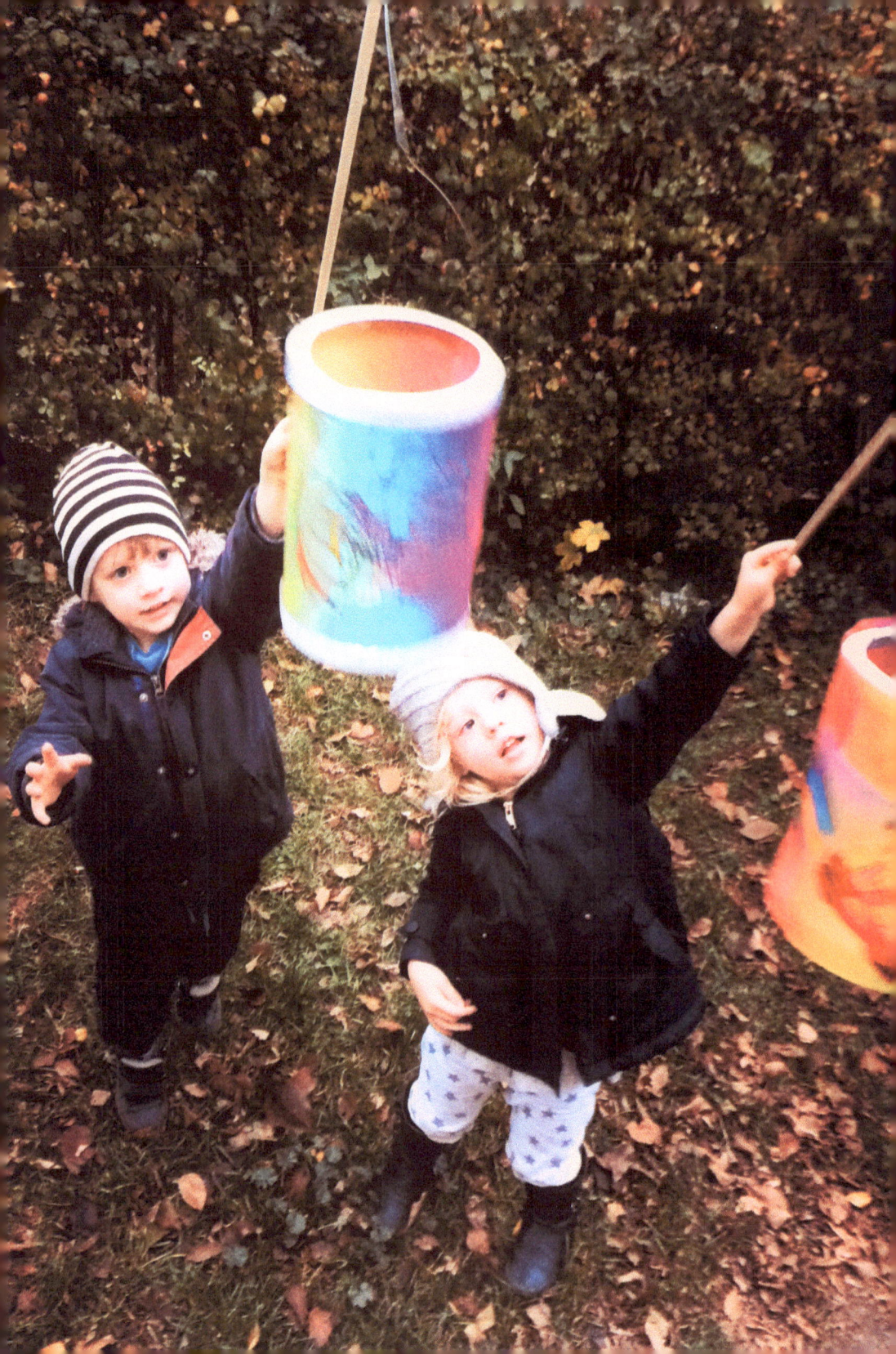

Brenne auf mein Licht, aber meine liebe Laterne nicht

Der Martinstag ist ein wichtiger Feiertag im Kindergartenleben. Da gehen die Kleinen ganz stolz mit der selbstgebastelten Laterne spazieren. Auch die Zwillinge Merle und Pelle machen da begeistert mit. Und weil es bei den beiden manchmal etwas wild zugeht, wird jedes Jahr eine neue Laterne gebastelt. Zwei Bastelbücher zum Thema Laterne stellen wir Euch auf Seite 28 vor.

Mein Zwillingspärchen Merle und Pelle ist nun fünf Jahre alt. Die beiden haben noch einen kleinen Bruder: Lasse, der im Oktober drei Jahre alt wird.

Sie gehen alle gerne in die KiTa. Alle besuchen die gleiche Gruppe im Kindergarten und das klappt sehr gut so. Die Großen genießen es, nun die ältesten zu sein und freuen sich nächstes Jahr auf den Schulbeginn.

Getrennte Klassen für Merle und Pelle in der Schule.

In der Schule werden wir die Zwillinge allerdings in unterschiedliche Klassen stecken. Sie haben sich sehr lieb, sind sich aber überhaupt nicht ähnlich. Deshalb tut es ihnen sicher gut, wenn sie eigene Wege gehen können.

Pelle ist eher der sensible Wissenschaftler und Merle die extrovertierte Rollenspielerin.

Beide sind aber sehr gesellig und offen. Sie tanzen beide Ballett und malen leidenschaftlich gerne. Pelle geht dabei an die Sache eher technisch heran und macht Skizzen von Rennwagen oder ähnlichem meist einfarbig und Merle

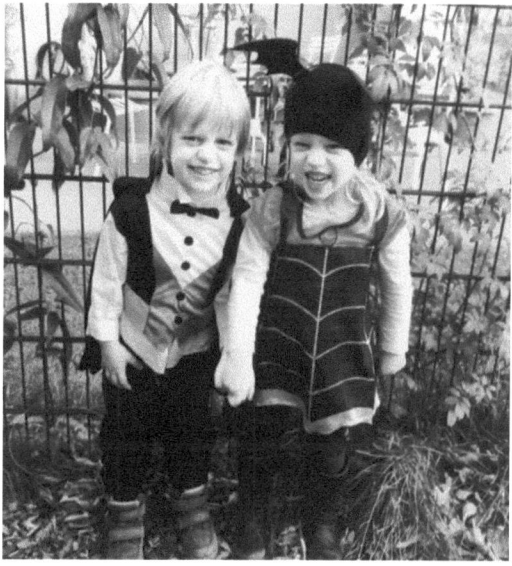

Verstehen sich gut: Pelle und Zwillingschwester Merle.

mag es, farbig zu zeichnen und zaubert dabei oft ein wunderschönes Farbenspiel.

Die Laternen haben wir gemeinsam gebastelt und freuen uns dieses Jahr auch wieder darauf, neue zu basteln. Die Laternen haben beide den Laternenumzug nicht überstanden, wie bis jetzt jedes Jahr. Bei uns geht es oft etwas wilder zu. (Marie S.)

Wir basteln uns eine Sankt-Martins-Laterne

Auf der Suche nach einer schönen Anleitung zum Basteln einer Laterne sind wir auf zwei Bücher aus dem frechverlag, Stuttgart, gestoßen. Unter dem Label TOPP haben wir das Buch „Meine erste Laterne" und „Handmade Herbst" gefunden.

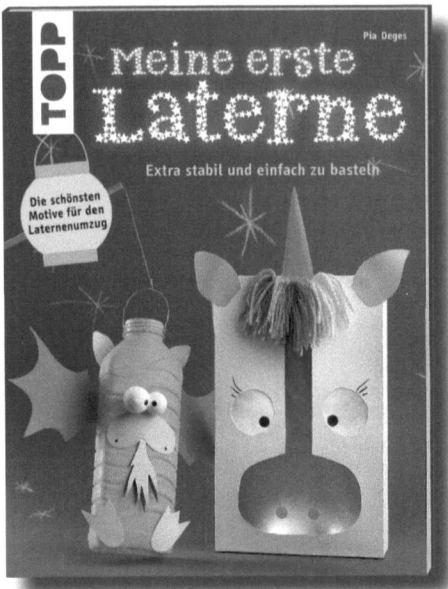

⇦ **Pia Degen, „Meine erste Laterne"** Taschenbuch: 48 Seiten, frechverlag, ISBN: 978-3-7724-7770-6, empfohlenes Alter: 36 Monate - 6 Jahre, 9,99 Euro.

Mit diesen Laternen könnt Ihr im Winter mit den Sternen um die Wette strahlen - und dabei sind sie ganz leicht zu basteln. Ihr könnt Emilia Einhorn, Karl Krokodil oder Dieter Drache zum Leben erwecken und habt garantiert einen echten Hingucker auf dem Martinsumzug. Lasst Euch von Mama helfen, die hat bestimmt auch jede Menge Spaß dabei. Und robust sind die Laternen auch mit ihrem stabilen Grundkörper.

„Handmade Herbst - Basteln, Backen, ⇨ **Dekorieren",** 160 Seiten, frechverlag, 1. Auflage: Juni 2019, ISBN: 978-3-7724-5338-0, empfohlenes Alter: 6 - 8 Jahre, 12,99 Euro.

Auch in diesem Buch ist eine Laternenanleitung drin. Aber auch jede Menge andere Bastelanleitungen für den Herbst. Das DIY-Buch ist für die großen und die kleinen Bastler geeignet, für Einsteiger, Fortgeschrittene und für die ganze Familie. Es gibt Koch- und Backrezepte, aber auch Anregungen für Bastelarbeiten mit Papier und Stift bis hin zu Näh- und Strickprojekten.

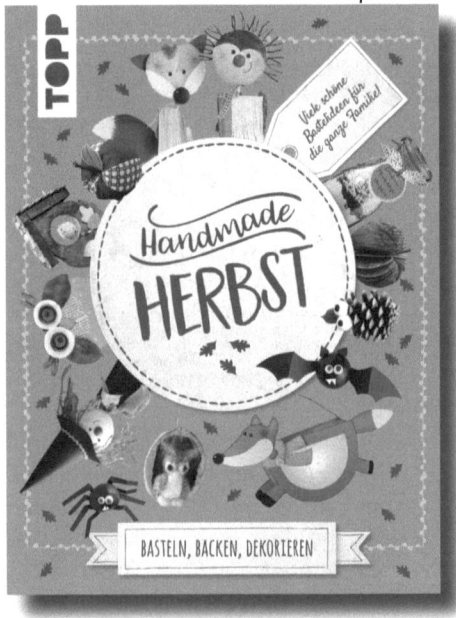

Hops & Holly - die Schule geht los ...

Die Sommerferien sind vorbei. Auch für die letzten kleinen ABC-Schützen in Bayern und Baden-Württemberg, wo die Schule Mitte September angefangen hat. Und auch die kleinen Hoppelhasen gehen jetzt alle in die Schule. Das neue Buch mit Hops und Holly passt genau zum Schulanfang.

Alle kleinen Hoppelhäschen wollen in die Schule gehen - genau gesagt, in die Häschenschule. Dort stehen neben Lesen und Schreiben auch Löffelball und Versteckenspielen auf dem Stundenplan.

Geschichten von und mit den Hasenzwillingen Hops & Holly

In zehn lustigen Geschichten zum Vorlesen und Selberlesen geht es um die Hasenzwillinge Hops und Holly und

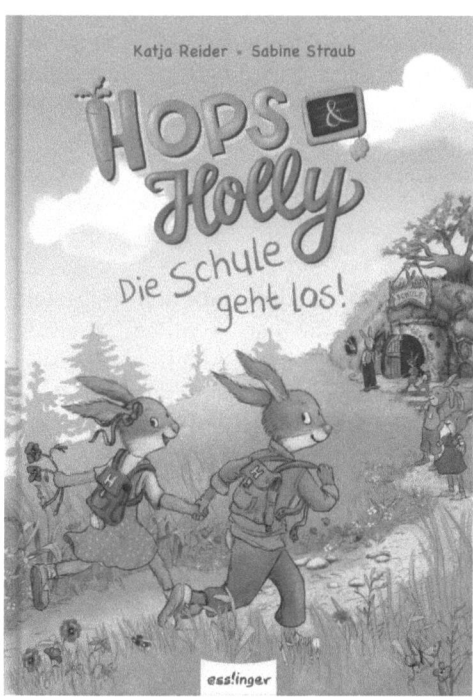

den spannenden neuen Lebensabschnitt „Schule". Da gibt es die Schulleiterin Kohl-Rabi und Franz Blütenkranz, der der beste Klassenlehrer der Welt sein soll ... genau wie im richtigen Leben.

Es gab schon einmal eine „Häschenschule", aber das neue Buch (erstes einer geplanten Reihe) ist keine Fortsetzung. Man muss den Klassiker aus der Kinderliteratur also nicht kennen, um Spaß an den kleinen Geschichten über die Hasenzwillinge zu haben.

Autorin Katja Reider lässt ihre Geschichten in der „Heilen Welt" spielen, die sich Eltern für ihre Kinder wünschen. Und für uns Zwillingseltern kommt noch hinzu, dass uns das Thema direkt anspricht ... wir haben ja Zwillinge.

Ein schönes Buch zum Anschauen, Vorlesen und Selbstlesen ...

Wir verlosen das Buch: bewerbt Euch mit einer E-mail an info@twins.de

Katja Reider, „Hops & Holly - die Schule geht los!", für Kinder ab 5 Jahren, Illustrationen von Sabine Straub, Esslinger Verlag, ISBN 978-3-480-23450-9, 13 Euro (D), 13,40 Euro (A)

Wie spielen Zwillinge zusammen?

Immer wieder hört man von Zwillingseltern, dass sie sich das Zusammenleben mit ihren Kindern ganz anders vorgestellt haben. Statt miteinander zu spielen, streiten die Zwillinge. Und doch kann man nicht sagen, dass alle Zwillinge gleich wären - es gibt auch welche, die harmonieren.

Unsere eineiigen Zwillingsjungs Philipp und Julian spielen wunderschön und lange zusammen. Das ist auch der Grund, weshalb ich die Eltern von Einzelkindern und Kindern, die unterschiedlich alt sind, noch nie beneidet habe.

Das Einzelkind hängt am Hosenbein oder sitzt auf dem Schoß.

Von vielen Bekannten höre ich, dass sie selbst die Spielgefährten ihrer Kinder sind und so sehr wenig Zeit für Hausarbeit, Zeitunglesen oder zum Kaffeetrinken finden, ohne zumindest ihr Kund auf dem Schoß oder zu ihren Füßen herumturnen haben. Beim Kochen dann das Kind am Hosenbein oder auf dem Arm.

So etwas kenne ich gar nicht.

Wenn wir morgens angezogen sind und runter ins Wohnzimmer (mit angrenzender Küche) gehen, stürzen sich Julian und Philipp sofort auf ihre Autos und sitzen gemeinsam am Kindertisch oder vor dem Regal und schieben und sortieren gemeinsam ihre Autos. Oft gehen diese von einer Hand in die andere und zurück.

Die Mutter (also ich) trinkt derweil Kaffee und liest ausgiebig die Zeitung und ist ganz entzückt über die so konzentriert und zusammen spielenden Kinder. Ab und zu muss etwas geholfen oder etwas repariert werden oder Philipp und Julian holen sich einen Kuss ab.

Oft sitzt auch jeder für sich in einer Ecke und spielt oder liest ein Buch, aber wenn der Bruder dann wieder eine neue Spielidee hat, wird begeistert mitgemacht.

Ich bin sehr froh, dass es bei uns so gut mit den „jungen Männern" klappt. Es ist sehr erholsam, dass sie sich so wenig streiten.

Wir haben übrigens kaum Spielzeug doppelt. Nur genügend kleine Autos und Duplosteine. Das einzige, was wir doppelt angeschafft haben, sind Bobbycars, Dreiräder und Kuscheltiere.

Eineiige Zwillinge scheinen besser zusammen zu spielen.

Im Bekanntenkreis habe ich festgestellt, dass sich eineiige Zwillinge meistens besser verstehen und nicht so viel streiten wie zweieiige Zwillinge.

Hoffentlich bleibt es bei uns so entspannt. Viele Grüße - Monika K.

Unsere Zwillinge Jonas und Julian sind zweieiig. Sie sind jetzt zweieinhalb Jahre alt. Ich finde es toll, wie die beiden den ganzen Tag miteinander spielen und bin der Meinung, dass dies bei einem Einzelkind oder einem einzeln geborenen KInd

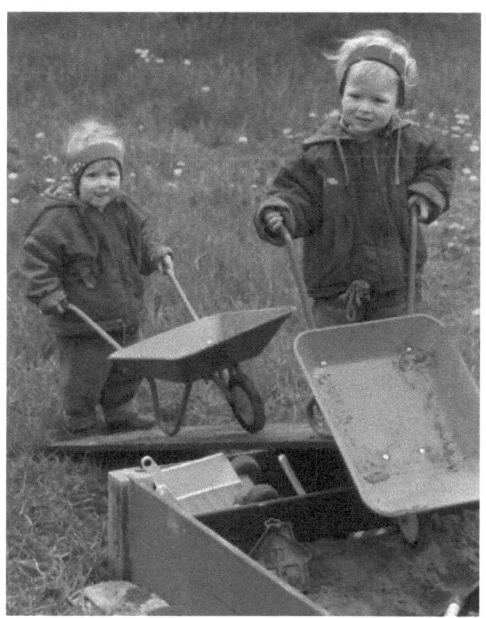

Jonas und Julian spielen sehr schön zusammen. Natürlich gibt's auch mal Streit. Aber - es überwiegt die Freude am gemeinsamen Spiel und die Harmonie.

der die Duplosteine und die Bauwerke werden zu „Entenfutter" zerpflückt und im „Ententeich" verfüttert.

Joans und Julian spielen nicht gerade viel mit Spielsachen, aber sie spielen dennoch den ganzen Tag miteinander, eben Dinge, die sie im Alltag erleben: Bauernhof, Müllabfuhr, Reparieren etc. Besonders toll finde ich, wie sich die beiden - ohne viele Worte zu verlieren - immer gegenseitig zur Hilfe gehen.

nicht so ausgeprägt ist. Wir haben auch noch eine Tochter von fast sieben Jahren und daher auch „Einzelkinderfahrung". Sicherlich geht es bei uns auch öfters mal wild zu und die Kinder toben miteinander herum. Aber dennoch ist der Anlass hierfür meistens eine Spielerei und kein Streit.

Auch zweieiige Zwillinge können ein Herz und eine Seele sein.

Ab und zu streiten sich auch unsere zwei um irgendetwas und schlagen sich auch einmal. Aber, zum Glück nicht sehr häufig. Von unruhigen Kindern kann keine Rede sein. Sie sind ein Herz und eine Seele und fallen eher positiv wegen ihrer Ausgeglichenheit und ihres ständigen Miteinanderspielens auf. Ich kann nur sagen, dass Einzelkinder von dem sozialen Verhalten, das Zwillinge von klein auf erlernen, nur träumen können.

Müllabfuhr-Spielen ist zur Zeit der große Hit.

So ist zur Zeit das „Müllabfuhr spielen" der Hit. Hierbei wird hier und dort etwas ausgeleert und wieder eingesammelt, so wie es die Müllmänner auch tun.

Unsere Zwillinge reden eigentlich den ganzen Tag über miteinander und denken sich immer neue Sachen aus. Sie bauen auch mal mit Duplosteinen und zwar jeder für sich und ohne dass ein Bauwerk des anderen zerstört wird. Oder sie bauen etwas Gemeinsames.

Das machen sie natürlich nicht stundenlang, was ich mir von einem Kind diesen Alters auch nicht vorstellen könnte. Irgendwann fliegen dann mal eben wie-

Nur das Trennen klappt zur Zeit überhaupt nicht.

Nur das Trennen unserer Zwillinge klappt bei uns überhaupt nicht. Sie wollen eben immer das gleiche, beispielsweise, beide zum Einkaufen mitkommen oder beide zu Hause bleiben. Wir akzeptieren es so. (Susanne B.)

Unsere Zwillinge Jennifer und Dominik sind jetzt schon dreieinhalb Jahre alt. Sind wir unterwegs - zum Beispiel auf dem Spielplatz oder bei Bekannten - spielen sie wunderbar und oft auch getrennt.

Aber, kaum sind wir zu Hause, geht's rund. Entweder, sie „spielen" (in der Regel mit Getobe und Gekreische) oder sie streiten oder sie gehen mir mit vereinten Kräften auf die Nerven („Wir wollen was Süßes ...!" „Wir wollen ...")

Sie sind nicht in der Lage, getrennt voneinander zu spielen. Was der/die eine macht, will der/die andere auch.

Jennifer könnte zum Beispiel ein Würfelspiel machen. Dominik kennt die Farben noch nicht richtig, will aber unbedingt mitspielen und stört unser Spiel dann absichtlich.

Sie hören zum Beispiel auch nie zu, wenn man ihnen etwas vorliest, bestehen aber immer auf einer Gutenachtgeschichte (die es dann aber nur wegen unserem Großen gibt).

Malen ist allenfalls eine Fünf-Minuten-Beschäftigung. Räumliche Trennung innerhalb der Wohnung klappt auch nicht. Das empfinden sie als Strafe, außerdem könnte man im anderen Zimmer ja was versäumen. Natürlich kommt es auch vor, dass sie ein Weilchen miteinander spielen ohne Theater. Ihre Rollenspiele sind für mich sehr unterhaltsam!

Aber insgesamt tun sie sich meiner Erfahrung nach wirklich schwerer als Geschwister, etwas zu spielen. Ich persönlich glaube daran, dass es daran liegt, dass sie Zwillinge sind. Denn nur deshalb sind sie ja von Anfang immer zusammen. Die wenigen Zeiten, in denen sie getrennt waren, zum Beispiel, wenn einer mal bei Oma und Opa „Urlaub" machen durfte, haben sie eher genossen, als den anderen zu vermissen.

Ich finde auch nicht, dass man die Zwillingssituation mit der kurz hintereinander geborener Geschwister vergleichen kann. Unser Großer ist nur eineinhalb Jahre älter, aber zwischen ihm und den Zwillingen liegen Welten! Er ist ihnen nun mal in allen Dingen eine Nasenlänge voraus. Außerdem, wenn er nur ein Geschwisterchen hätte, könnte dieses solange in Ruhe spielen, bis er aus dem Kindergarten kommt. Die Zwillinge haben so gut wie keine Chance, mal allein zu sein. Woher also sollen sie das Alleinspielen erlernen? Meine große Hoffnung besteht darin, dass sich die Lage entspannt, wenn auch Jennifer und Dominik im Kindergarten sind. Das wird bald der Fall sein. Ich freu' mich schon riesig! (Betty W.)

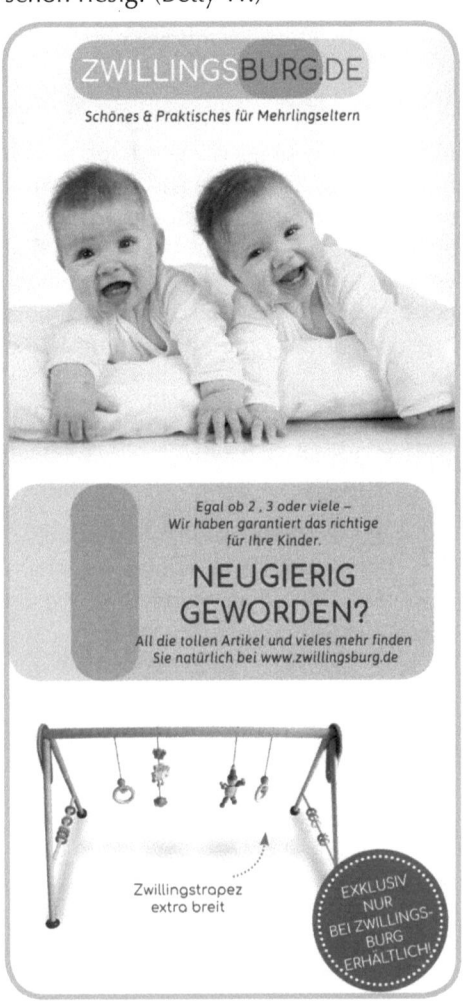

Gipfeltagebuch und Wanderführer

Waren Sie schon mal mit ihren Zwillingen in den Bergen? Das kann tatsächlich Spaß machen. Aus eigener Erfahrung weiß ich: sogar sehr viel Spaß. Hier sind zwei Bücher, die Sie auf Ihrem Bergabenteuer begleiten. Wir verlosen sie ... Bewerbungen bitte an info@twins.de.

Kindern machen Bergwanderungen sehr wohl Spaß. Zwillingsmutter Diana hat das in ZWILLINGE 36 eindrücklich geschildert. Diese beiden Bücher sind dann genau das Richtige: im Alpentagebuch können Kinder ihre Erlebnisse am Berg und in der Hütte eintragen und haben eine schöne Erinnerung an das Erlebte.

Das Buch „Alpenüberquerung mit Kindern" ist ein richtiger Ratgeber für eine Wanderung mit Kindern auf dem berühmten Europaweg E5. Sehr praktisch - sogar mit Checklisten und vielen guten Ideen. Geschrieben hat es Heike Wolter, Mutter von fünf Kindern. Mit von der Partie waren auch Oma und Opa. Ein Hit, für alle, die gern wandern!

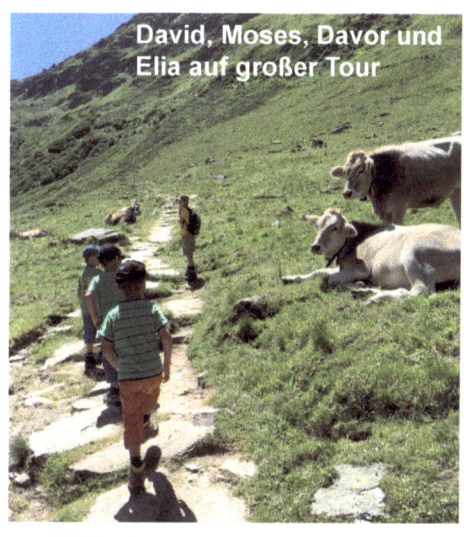

David, Moses, Davor und Elia auf großer Tour

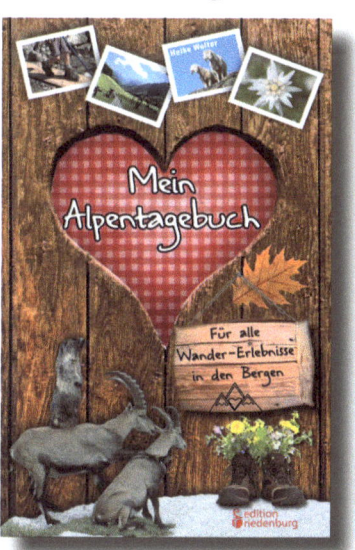

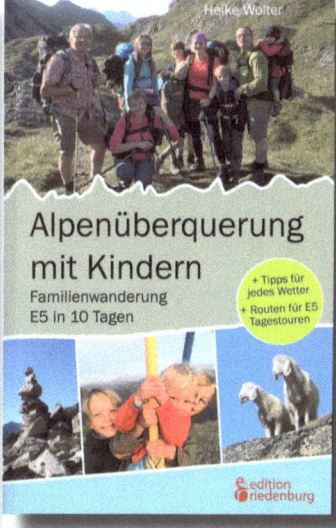

☺Heike Wolter, „Mein Alpentagebuch", Edition Riedenburg, ISBN 978-3-903085-92-3, 12,90 Euro.

☺Heike Wolter, „Alpenüberquerung mit Kindern, Familienwanderung, E5 in zehn Tagen", Edition Riedenburg, ISBN 978-3-903085-90-9, 14,90 Euro.

Geschwister: Wenn Zwillinge kommen

Wie fühlen sich kleine Geschwister, wenn plötzlich Zwillinge kommen? Das macht vielen werdenden Zwillingseltern Bedenken. Tanja M. hat zu diesem heiklen Thema Stellung genommen. Und da sich ihre Kinder nochmal Zwillinge wünschen, ist ja alles gut gegangen ...?!

Ja, wie fühlen sie sich wohl? Ich finde, beiliegendes Foto drückt viel davon aus, wie es sich anfühlt, plötzlich „der Große" zu sein. Mein Ältester war sechs Jahr alt, als die Zwillinge geboren wurden. Er hatte schon den nötigen Abstand, um keine Konkurrenz zu empfinden. Solange „sein Programm" weiter ablief, war seine Welt in Ordnung.

Je jünger die Geschwister, umso komplizierter die Sache.

Aber, da war ja noch der dreijährige Freddy, der plötzlich so groß sein musste und viel Mitleid mit den kleinen Schreihälsen hatte.

Ich durfte sie nie schreien lassen, um etwas mit ihm zu Ende zu spielen, er wollte sofort abbrechen, um mich zu den Zwillingen zu lassen.

Geschwister sind ja nicht nur eine Last - man kann mit ihnen spielen.

Er tat und tut mir oft leid, zu kurz zu kommen. Auch heute gerade wieder. Aber leider muss ich auch zugeben, nutze ich sein Verhalten auch oft aus.
Andererseits ist gerade der Mittlere das ausgeglichenste Kind, selbstbewusst und auch schon eigenständig. Ich möchte auch, dass

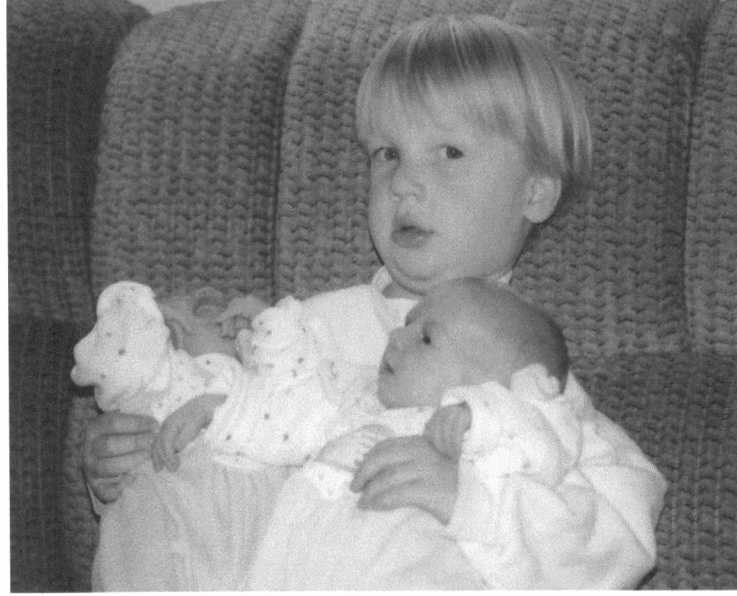

Der kleine Freddy mag es nicht, wenn die Zwillinge schreien. Also unterbricht er lieber sein Spiel. Muss er einem leid tun?

die Kinder lernen, dass Geschwister zu haben, etwas Schönes ist und keine Last, auch wenn sie mal auf etwas verzichten müssen.

Bislang hat es soweit geklappt. Alle vier wünschen sich nochmal Zwillinge, das spricht doch dann für sich, oder?

Sebastian hilft mir viel

Ältere Geschwister von Zwillingen leiden nicht zwangsläufig wegen des unerwarteten Familienzuwachses. Sie sind oft auch eine große Hilfe für die frischgebackenen Zwillingseltern. Zum Beispiel Sebastian.

„Nachdem unser Sohn Sebastian mit acht Jahren endlich aus dem Gröbsten raus war, hatten wir mit der Familienplanung abgeschlossen. Damals war ich 36 Jahre alt.

Umso überraschter waren wir, als mir mein Arzt mitteilte, dass ich schwanger sei. Da wir grundsätzlich nichts gegen ein zweites Kind hatten, freuten wir uns.

Schon beim zweiten Arztbesuch stellte mein Frauenarzt fest, dass ich Zwillinge erwartete. Da hatten wir also Zeit, uns an den Gedanken zu gewöhnen.

Eine ganz große Hilfe ist mir unser Sohn Sebastian. Obwohl er lange Jahre ein Einzelkind war, hat er seine Geschwister sofort angenommen. Er spielt gerne mit ihnen, hat von Anfang an, das Fläschchen gegeben und passt

sehr gut auf die beiden auf. So kann ich im Haushalt vieles erledigen und weiß, Hanna und Katharina sind bei Sebastian gut aufgehoben. Ich kann mich auf ihn verlassen." (Ingrid J.)

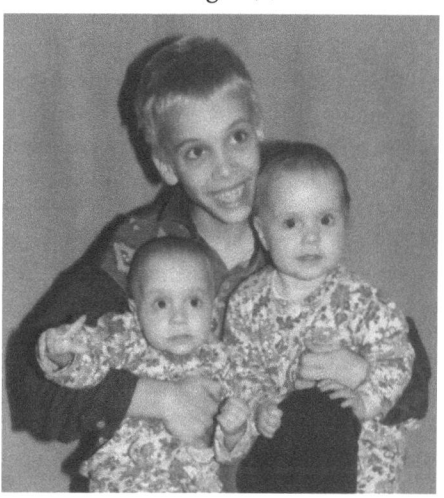

Unsere Vorbereitungsbücher

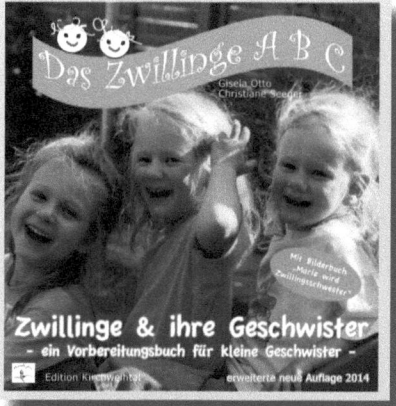

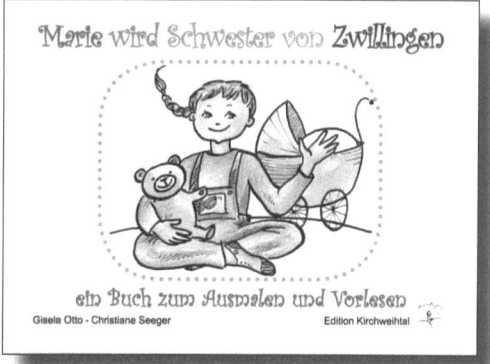

So strickt man Baby-schühchen

Statt Kochen und Backen stellen wir Euch hier einmal etwas ganz anderes vor: Babyschühchen, die man ganz einfach selbst stricken kann, auch als ungeübter „Handarbeiter". Für mich (MvG) ist das Stricken nach dem Schreiben das größte Hobby.

Als mein erstes Enkelchen auf die Welt kam - am 12. August 2018 - die kleine Josephine, packte mich wieder die besondere Strickwut. Ich plante eine Buchreihe „Oma strickt" ... und Oma strickt nun Babyschühchen (die unter den frisch gebackenen Eltern = Freunde unserer Söhne reißenden Absatz finden), aber auch Mützchen, Jäckchen und alles, was ein Baby brauchen kann. Vielleicht habt Ihr ja Lust, etwas nachzuarbeiten? Und da wir gerade keinen aktuellen Rezeptvorschlag haben, hier die Anleitung für „Babyschuhe aus einem Guss".

Der Trick besteht aus Zusammenziehen und Falten.

Als ich die hübschen Babyschuhe auf Instagram (wo ich unter „bayerisch stricken" auch vertreten bin) sah, staunte ich. Was? Zwei völlig gerade gestrickte Teile ergeben einen Babyschuh? Und dann noch dazu so einen niedlichen? Das musste ich nachmachen und begann zu stricken.
Auch als ich mit dem Stricken fertig war - es sind ja nur zwei einfache, gerade Teile - konnte ich mir nicht recht vorstellen, wie aus diesem „Lappen" ein Schuh werden sollte, doch durch geschicktes Zu-

Strickverrückt ...

sammenziehen der gerippten Partie und Falten und Zusammennähen vom Rest wurde am Ende doch ein Schuh draus.
Bestückt mit einem gehäkelten Blümchen auf der Schuhoberseite und einer kleinen Perle, wurde sogar ein recht ansehnliches Schühchen daraus ... aber seht selbst.

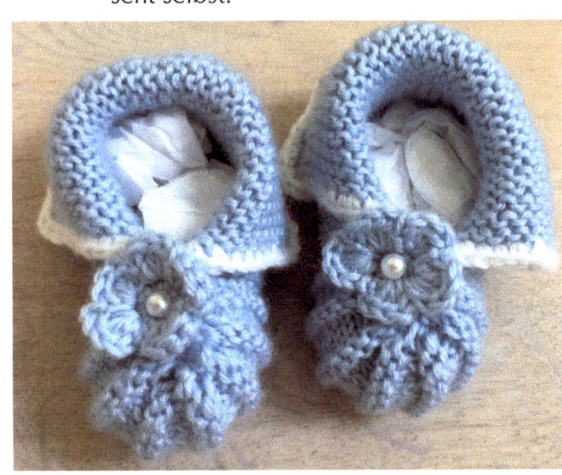

Babyschühchen – simsalabim – aus einem Stück

Material: Blaue Wolle, die man mit Nadeln Nr. 3 stricken kann, 6-fädige Sockenwolle zum Beispiel. Ein Rest weiße Wolle Nadeln Stärke 3. Stopfnadel zum Fädenvernähen. 2 - 6 kleine Perlen.

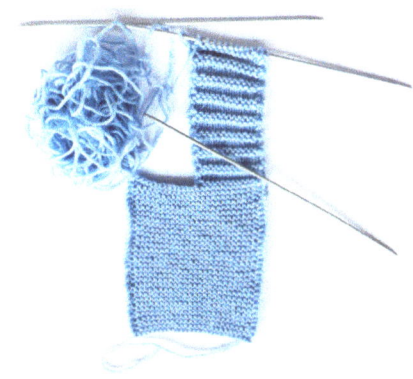

Anleitung: 28 M. anschlagen. Insgesamt 30 Rh. in kraus-rechts (= 30 mal hin rechts, 30 mal zurück rechts) stricken, dann auf der Vorderseite 14 M. abketten, also die Hälfte der angeschlagenen M. Die restlichen 14 M. stricken wir fortlaufend in Rippen und zwar so:

- 2 Rh. glatt rechts (hin rechts, zurück links);
- 4 Rd. kraus (hin links, zurück rechts, hin links, zurück rechts);
- 2 Rh. glatt rechts usw.
- Bis insgesamt 8 Rippen in kraus

entstanden sind.
- Abschluss mit 2 Rh. glatt rechts.

Danach nehmen wir aus dem breiteren Stück 14 M. neu auf und stricken diese mit den restlichen 14 M. auf der Rückseite zusammen. Abketten.

1 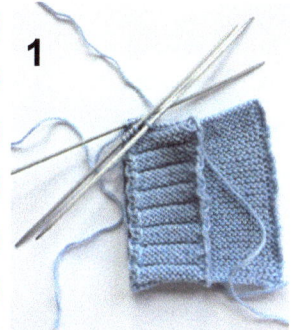 **2** 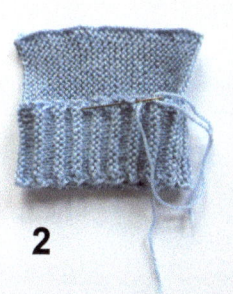 **3**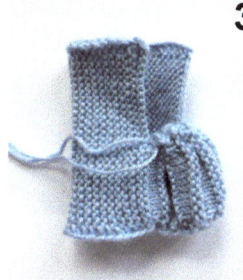

1, 2, 3: Auf der Innenseite zum Ring schließen und zusammenstricken. Rippenteil auf beiden Seiten mit einem Faden zusammenziehen (ziemlich fest, Fäden vernähen, um die Rippen so zu fixieren). **4 und 5 unten:** Innen zusammennähen = Sohle, oben

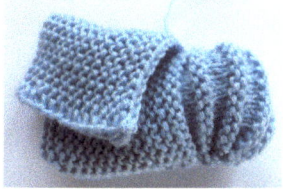 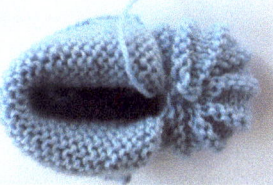

den breiten Rand umklappen und mit einem weißen Garn mit festen Maschen umhäkeln. Eventuell das umgeklappte Teil mit 2 Perlen rechts und links befestigen. Blümchen häkeln festnähen und gleichzeitig die Perle festnähen und das Blümchen so fixieren.

Wie Großeltern einspringen und helfen können

In ZWILLINGE haben wir in all diesen Jahren immer auch wieder über Großeltern berichtet, die ihren „Kindern" viel mit den Zwillingen geholfen haben. Das ist wichtig. Und eigentlich auch selbstverständlich, denn schließlich sind wir Familie. Aber wie sieht es wirklich aus?

Als ich (MvG) Mutter von Zwillingen wurde, freute sich die ganze Familie. Mit etwas Hilfe für uns sah es eher düster aus ... meine eigene Mutter, damals 57 und nicht berufstätig, schien mehr Spaß daran zu haben, neue Klamotten für Maximilian und Constantin zu kaufen.

Aber: sie kam tapfer jeden Mittwoch zu mir, als Max und Conny ein Jahr alt waren, damit ich wenigstens einen Tag wieder arbeiten gehen konnte und später mit einem Geflecht aus Hilfskräften sogar zweieinhalb Tage in der Redaktion des Industriemagazin sein konnte.

Oma-Sein ist gar nicht so einfach und fordert mich heraus.

Jetzt bin ich selbst Oma. Und stelle fest, dass mir meine Mutter schon enorm geholfen hatte und ich das damals gar nicht zu würdigen gewusst hatte. Wie schwer es ist, wenn man aus der Übung ist, mit einem Baby oder Kleinkind umzugehen, spüre ich gerade am eigenen Leib.

Vor allem, wenn das einem anvertraute Kind keinen Rhythmus hat und man dauernd fragen muss: „Was braucht sie jetzt? Wann muss sie schlafen? Wieviel Milch soll ich machen?" Und dann zumindest genervte Blicke erntet. War ich genauso undankbar meiner Mutter gegenüber? Ich schätze - ja - und jetzt tut es mir leid, dass ich so ungeduldig und auch so undankbar war. Immerhin hat meine Mutter sich um Zwillinge gekümmert und nicht um „nur *ein* Josephinchen" ...

Was ich damit sagen will: Seht es Euren Eltern, den Großeltern Eurer Zwillinge nach, wenn sie nicht alles so perfekt machen und auch mal an ihre Grenzen kommen. Fordert nicht zu viel ... als älterer Mensch ist man nicht mehr so fit wie mit 30. Und so ein kleines Kind - im Fall von Zwillingen - zwei kleine Kinder - fordert einen manchmal mehr, als man stemmen kann.

Ein kinderfreier Nachmittag dank Mutter und Tanten.

Auch Zwillingsmutter Manuela hat uns zu diesem Thema geschrieben: „Die ersten Monate mit den zweien waren sehr hart. Mein Mann half kräftig mit. Ihm blieb ja auch gar nichts anderes übrig. Ohne Hilfe hätte ich die Fütterungen und den Windelwechsel nicht geschafft.

Andere Hilfe hatte ich keine. Meine Familie wohnt etwas entfernt. Alle, die mir eine richtige Hilfe gewesen wären, sind berufstätig,

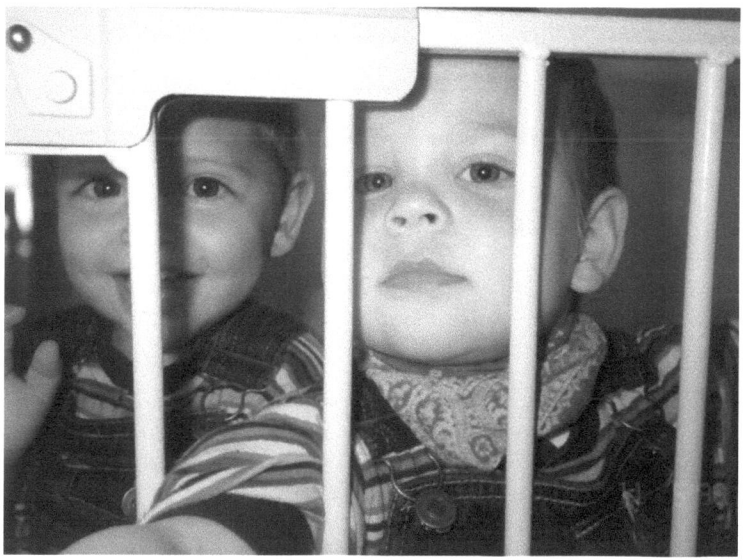

Julian und Marius sind lebhafte Zwillinge. Manchmal haben sie eine „Gewitterphase" und dagegen bekommt Mama Manuela ab sofort zwei Nachmittage zur freien Verfügung.

und meine Mutter hat keinen Führerschein. Wir wohnen zwar im Haus der Schwiegereltern, doch mehr als Babysitten konnte man meiner Schwiegermutter in den ersten Monaten nicht zumuten. Sie wird dieses Jahr 70 Jahre alt. Auch jetzt ist sie mit ihren mittlerweile anderthalb Jahre alten Enkeln überfordert.

Der Papa ist kaum zu Hause.

Mein Mann ist selbständig und viel unterwegs. So habe ich mir mein Familienleben nicht vorgestellt. Aber, man muss halt seinen Preis für die Unabhängigkeit zahlen.

Die Kinder und mein Haushalt sind also 24 Stunden lang und das 7 Tage die Woche ‚mein Job'.

Die Wochenenden verbringe ich meist mit meiner Mutter und einer meiner Tanten. Meine Mutter wird erst 50 und die Tanten sind noch jünger und ganz vernarrt in Julian und Marius.

Seit zwei Wochen haben meine Mum und eine ihrer Schwestern einen ‚kinderfreien Nachmittag' für mich eingeführt. Das heißt, sie betreuen meine Zwillinge und ich darf den Nachmittag verbringen, wie ich will.

Am Anfang war es zwar reichlich ungewohnt und die Jungs fehlten mir schon beim Weggeben. Aber es ist auch eine Erholung für mich. Zeit für mich! Vielleicht zum Bummeln, zum Entspannen. Ach, ich weiß gar nichts mit meiner vielen Zeit anzufangen ... Spaß beiseite. Es sind so viele Dinge zu machen, die ich mit den Kindern gar nicht machen konnte. Schränke aufräumen, Keller ausmisten ...

Die Schwiegermutter passt jetzt auch mal länger auf die beiden auf. Ich kann mich im Moment eigentlich gar nicht beklagen.

Und das Beste kommt zum Schluss: vorhin hat meine Mutter angeregt, aus dem einen kinderfreien Nachmittag zwei kinderfreie Nachmittage zu machen. Das heißt, ich habe dann zwei freie Nachmittage ... welch ein Traum!

Gleich steht das schlechte Gewissen vor der Tür - warum eigentlich?

Nicht, dass ich meine Kinder nicht liebe ... aber sie haben gerade eine ‚Gewitterphase' und sind sehr anstrengend. Da würden mich zwei freie Nachmittage total entlasten. Danke, Mama!"

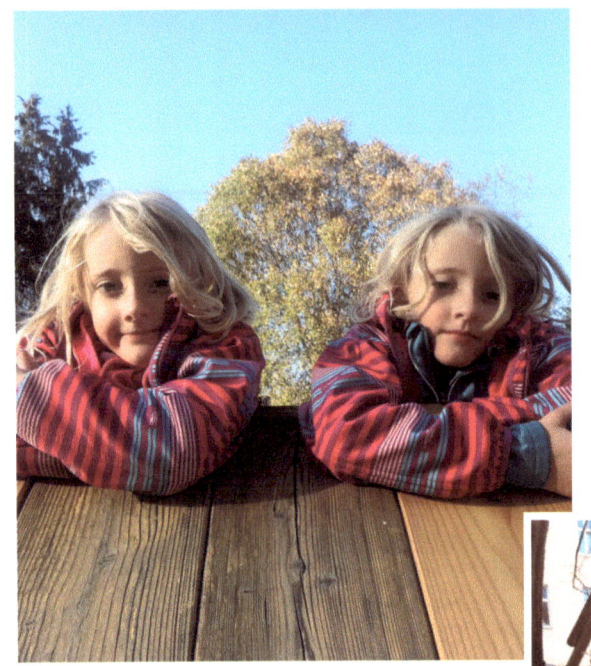

Janna und Astrid haben uns dieses schöne Foto geschickt - wir kennen sie von der Kolumne auf der nachfolgenden Seite.

Merle und Pelle rascheln sich wieder durch die Blätter.

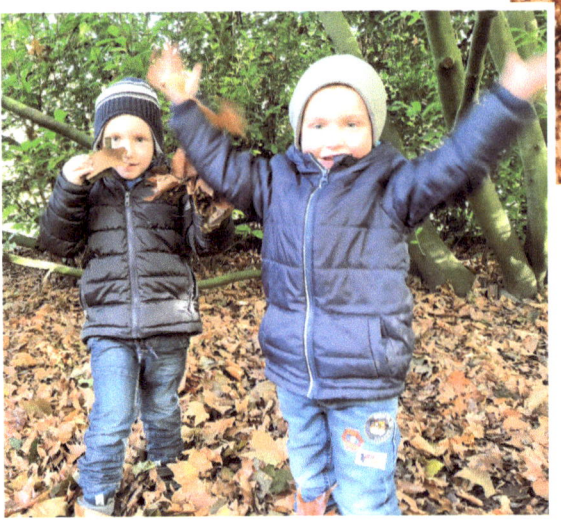

Erik und Tom sind diesmal unsere Titelkinder. Auch sie haben ihren Spaß im Blättergewühl.

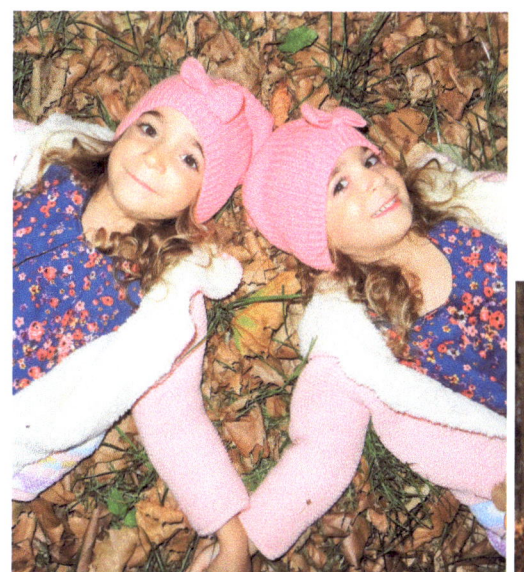

Erinnert Ihr Euch noch an Sena und Rana aus Hamburg? Die beiden waren unsere Titelgirls für Ausgabe 34 ...

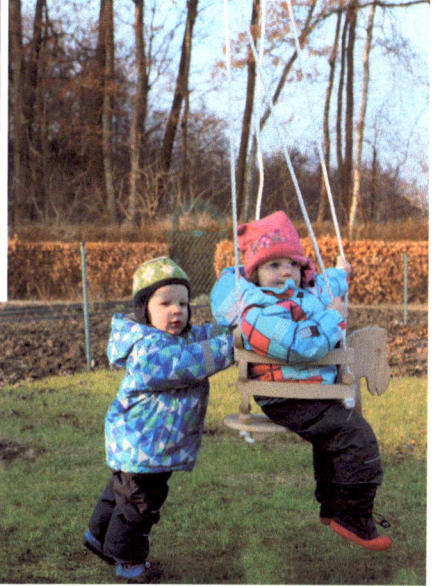

Schaukeln kann man zu jeder Jahreszeit - Jannis und Julia.

Mit der Holzeule im Wald ... die Drillinge Jolin, Amelie und Hannah.

Fotos für unser Nov./Dez.-Heft gesucht ... schickt sie an info@twins.de

Minuspunkte und Weisheiten für die Mama

Zwillinge können eine ganz schöne Macht sein... auch gegen die Mama. Da werden „Vergehen" mit Minuspunkten geahndet und natürlich nicht so schnell vergessen. Andererseits macht es Freude zu sehen, wie selbständig die eineiigen Zwillingsmädchen schon sind.

Wie doof! Minuspunkte sammeln geht ganz einfach und Astrid und Janna merken sich besonders, wenn ich etwas Falsches gemacht habe.

Vorsicht! Hände nicht aus dem Autofenster halten!

Vor kurzem habe ich im Auto unbedacht das elektrische Fenster hinten rechts hochgefahren. Dabei habe ich die Hand von Janna leider etwas gequetscht. Glimpflich ist der Unfall ausgegangen, trotz vieler Tränen. Aber emotional wirkt er noch offensichtlich nach. Denn anfangs hatten beide Töchter deutlich Stress, wenn das Fenster unten und die Kinderhände draußen waren. Erkennbar war das an solchen Meldungen: „Mama, ich habe die Hand draußen. MAMA! ICH HABE DIE HAND NOCH IMMER DRAUSSEN!!!" Außerdem meldete mir Astrid recht trocken zurück: „Ich möchte nicht dasselbe Schicksal wie Janna haben". (*Das sagt die Redaktion dazu:* Kinderhände gehören grundsätzlich nicht aus dem Fenster gehalten. Und die meisten Autos haben inzwischen eine Sperre beim Hochfahren der Fenster drin, damit keine Hand eingeklemmt wird.) Tja, da hat man als Mama den Salat. Einmal im Minus ist der Weg ins Plus recht anstrengend. Ich selbst habe mir natür-

lich üble Vorwürfe gemacht. Unnötig war die Sache - ganz und gar. Da hilft es auch nicht, sich mit schlimmeren Missgeschicken von anderen Müttern zu vergleichen, um sich ein klein wenig besser zu fühlen.

Schließlich hätte ich es besser wissen müssen: Astrid und Janna sind dem Kindergartenalter längst entwachsen und ihr Handlungs- und Aktionspielraum wird größer und größer: Sie sind schon sieben Jahre alt! Sie trauen sich ein Eis ihrer Wahl zu bestellen, finden den Sommer-Hort im Betrieb großartig - nicht nur wegen des Taschengeldes für das Eis.

Astrid und Janna sind schon sehr selbständig.

Sie machen mir ein ausgezeichnetes Salatdressing, schnippeln Gemüse nach ihrer Façon, sind im Supermarkt schon groß und schlau genug, um Obst und Gemüse abzuwiegen, sowie zu etikettieren, wissen, welche Tasten sie für das „Fernsehen on demand" drücken müssen und lesen mir aus dem Tierlexikon die eine oder andere Besonderheit vor.

Ab und zu sind sie auch neugierig auf meine Whatsapp-Nachrichten oder sitzen beim Frühstück und erzählen mir, was in den Schlagzeilen der Zeitung

Bitte weiterlesen auf Seite 44.

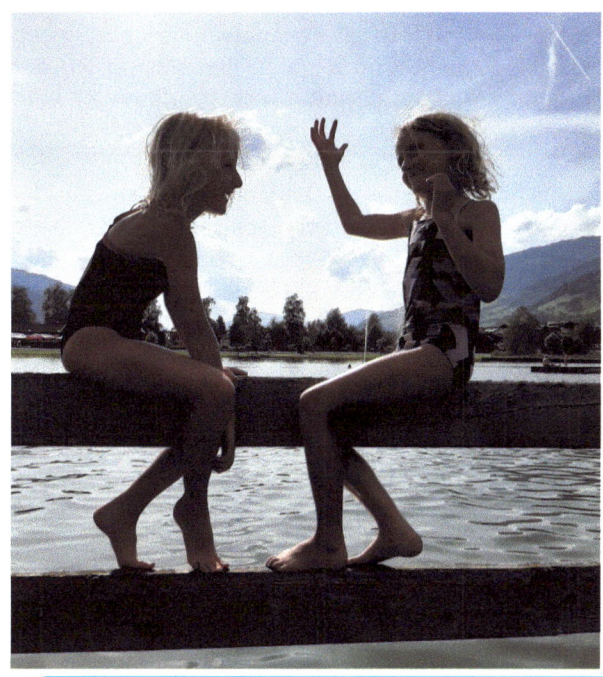

Astrid (links) und Janna verblüffen ihre Mama Sigrun stets auf's Neue. Sie sind „erwachsener" als man denkt und auch schon sehr selbständig. Sicher profitieren sie auch davon, dass sie einander haben. Das macht Zwillinge stark.

Ein Buch für besseren Kinderschlaf

Ilvy geht in die Grundschule. Manchmal ist sie hundemüde und freut sich auf ihr kuscheliges Bett. An anderen Tagen ist sie viel zu aufgeregt, besorgt oder ängstlich, um einzuschlafen. Es kann auch vorkommen, dass Ilvy nachts von einem doofen Traum oder ihrer Katze Luna aufgeweckt wird. Dann ist es am allerschwersten für sie, wieder einzuschlafen. Zum Glück hat Ilvy ihr Schlafschaf Lotti. Das hilft ihr beim Einschlafen. Und natürlich sind da noch Mama und Papa, wenn Lottis Einschlafhilfe nicht ausreicht.

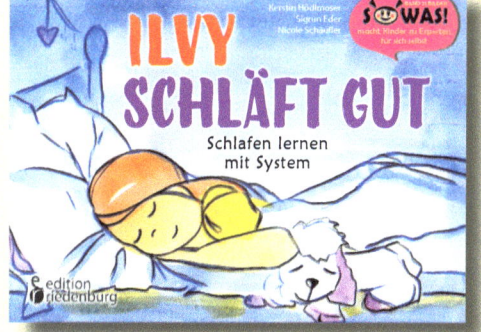

Das Bilder-Erzählbuch „Ilvy schläft gut" richtet sich an Kinder ab sechs Jahren, die nachts besser einschlafen und durchschlafen wollen. Es unterstützt sie dabei, ihr Verhalten vor dem Zubettgehen bewusster wahrzunehmen und Wege zu finden, um garantiert besser zu schlafen. Die Mit-Mach-Seiten im Anschluss an die Geschichte laden dazu ein, den eigenen Schlaf durch kreative Lösungen gezielt zu verbessern. Denn ein gesunder Schlaf ist wichtig für die psychische und physische Erholung, das Wachstum, das Immunsystem und das Gedächtnis. Und nicht zuletzt ist entspannter Kinderschlaf die beste Basis für entspannte Eltern, die nachts auch nur Eines wollen: ungestört schlafen. * Inklusive Schlaf-Protokoll zum Ausfüllen für 3 Wochen Schlafbeobachtung. Entwickelt von einer Schlaf-Forscherin und einer Psychologin.

Ein Buch der Kindersachbuchreihe „SOWAS!" von Psychologin Sigrun Eder (www.sowasbuch.de), die im Verlag edition riedenburg, Salzburg erscheint.

Verlag edition riedenburg,
www.editionriedenburg.at ISBN 978-3-990820-24-7, 19,90 Euro

steht. Die Schmutzwäsche legen sie in den Wäschesack und dass eine Haarspülung oder ein Anti-Filz-Spray entbehrliches Ziepen der Haare ersparen, haben sie auch schon herausgefunden.

Astrid klebt selbstständig - mal etwas widerwillig - ihr Augenpflaster auf und Janna ist die Kontrolleurin, die mir sagt, ob die Schwester die Tragezeit großzügig verkürzt hat.

Am Telefon kann man ihre Stimmen kaum unterscheiden.

Sind sie mal ohne mich unterwegs, erfahre ich das Wichtigste nun endlich über das Telefon. Blöd ist nur, dass ich zu Beginn nie sicher weiß, wer mit mir spricht. Denn die Stimmen klingen übers Telefon so gleich, dass ich immer fragen muss: „Mit wem spreche ich jetzt?" Und am vernehmbaren Lachen kann ich es vor der Namensnennung doch noch meistens erkennen. Immerhin! Vielleicht finden sie Internettelefonie mit Bild irgendwann genauso super wie ich.

Neu: das Interesse für Harry Potter ist erwacht.

Dass ich Schulkinder habe, merke ich auch an den Themen beim Essen oder gemeinsamen Spiel. Ziemlich neu ist auch das Interesse für Harry Potter. Deshalb habe ich meine vielen, bei den Eltern gelagerten Bücherboxen gesichtet,

um festzustellen, dass bereits alle sieben Bände im Regal stehen. Als ob ich nur darauf gewartet hätte, vorlesen zu können.

Nun, das haben wir getan. Die beiden finden es spannend. Obwohl sie der lieblose und vernachlässigende Umgang von Onkel Vernon und Tante Petunia mit Harry sehr wohl berührt.

Weniger gut gefällt mir der Umstand, dass sie bei einer bestimmten Freundin daheim einfach wahllos und unbegleitet bereits ein paar Filme schauen durften. Das Gespräch mit der Mutter habe ich nicht gesucht. Denn wenn sie es selbst ok findet, wird sie meine Sichtweise wohl kaum verstehen. Ich bin eine Mama, die hierzu explizit um Erlaubnis gefragt werden möchte.

Dürfen Siebenjährige selbst entscheiden, was sie im TV sehen?

Für Zeichentrick-Filme oder Serien habe ich eine andere Schmerzschwelle als für Filme mit echten Menschen. Doch meinen Mädels fehlt abends des Öfteren die notwendige Portion Mut, um gleich einzuschlafen. Und eben darum möchte ich gefragt werden.

Ungefragt kommt das Meiste sowieso im Leben daher. Zum Glück auch Weisheiten aus dem Kindermund. Diese stammt von Astrid: „Das Wichtigste im Leben ist es, gesund zu bleiben und nicht zu sterben." Bingo! (Sigrun Eder)

Zwillinge: Keine Angst und ab ins Wasser!

Es wird Herbst und einige Zwillinge werden im vergangenen Sommer das Schwimmen gelernt haben. Und für alle, die noch schwimmen lernen müssen, hat uns Schwimmlehrerin Veronika Aretz, die im eigenen Verlag (VA-Verlag) auch zahlreiche Bücher zum Thema herausgebracht hat, eine Anleitung zur Wassergewöhnung für Kinder ab 5 Jahren zur Verfügung gestellt.

Ihre Zwillinge wollen Schwimmen lernen? Nehmen Sie eine zweite erwachsene Person mit ins Schwimmbad. Das macht vieles leichter.

Die erste Schwimmstunden

Und bevor Sie mit Ihren Zwillingen in die Schwimmhalle gehen, unterhalten Sie sich mit ihnen über ein paar Regeln, die die Kinder unbedingt einhalten sollten:
„Was meinst du: sollten wir uns vorher duschen, um die winzig-kleinen Bakterien am Körper abzubekommen?" - „Dürfen wir in der Schwimmhalle laufen, damit wir schneller ins Becken kommen?" - „Können wir einfach so ins Wasser springen, ohne uns umzusehen?" - „Wenn wir im Wasser so schön spielen und Pipi müssen, dürfen wir es einfach laufen lassen?" Hier hilft auch das Baderegel-Malbuch mit Lückentext und natürlich ein paar Vorbereitungen vor dem Gang

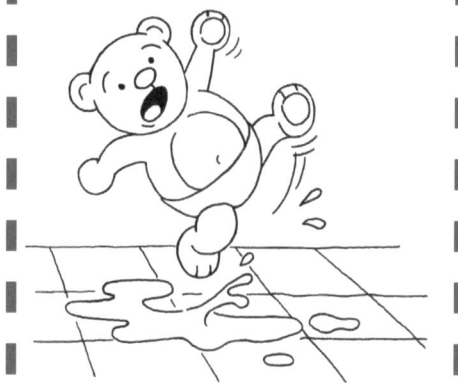

In die Schwimmhalle darf ich nicht ...

Ein Aufgabenbuch mit Lückentext hilft, das richtige Verhalten zu erlernen.

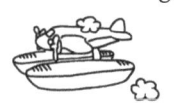

ins Wasser, zum Beispiel: Gehen Sie vor dem Schwimmen gemeinsam mit den Kindern zur Toilette und anschließend duschen. Seifen Sie sich gründlich ab, nicht nur, um die Keimbelastung im Wasser zu reduzieren, sondern auch um Ihren Zwillingen zu zeigen, dass es wichtig ist. Duschen Sie zum Schluss kalt, dann wird sich das Wasser im Becken auch viel wärmer anfühlen.

Wer hat Angst vorm Duschen? Wasserspiele helfen.

Sollten ihre Kinder schon in den Duschen

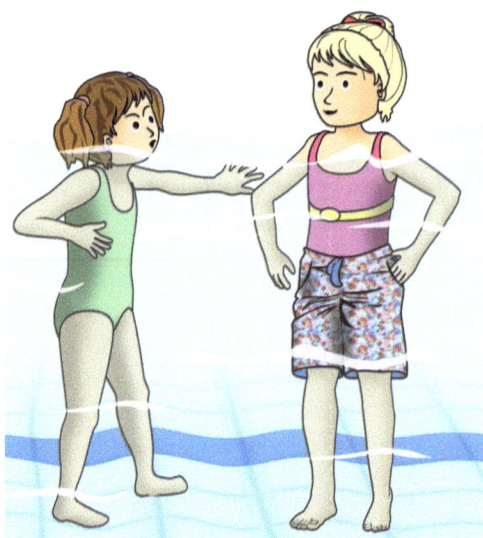

Probleme mit Wasserspritzer bekommen, beginnen Sie mit kleinen Duschspielen. Wie viel Wasser kann in einem Plastikbecher aufgefangen werden, während eine Dusche an ist? Wer kann den meisten Schaum an seinem Körper produzieren? Oder falls die Duschen nebeneinander liegen: Machen Sie alle Duschen an und gehen Sie (mit Badelatschen an) von einer zur anderen – bei wem geht die Dusche genau dann aus, wenn er gerade daruntersteht?

Bei Zwillingen haben Sie ja auch immer den Effekt, dass sie sich gegenseitig anspornen. Wenn der oder die eine kein Problem mit dem Duschen hat, wird auch der andere Zwilling gerne beim Duschen mitmachen. Schwimmhallen sind meist groß und unübersichtlich, es ist laut und hallt extrem. Daher ist es wichtig, dass Sie mit Ihren Kindern die Schwimmhalle erforschen, damit sie keine Angst bekommen. Zeigen Sie ihnen, wo das Wasser so tief ist, dass sich dort nur gute Schwimmer aufhalten dürfen, und wo der Bereich ist, wo es für Ihre beiden ungefährlich ist.

Tiefe ausloten und markieren.

Da die meisten Nichtschwimmerbecken einen abfallenden Beckenboden haben, gehen Sie mit einem Ihrer Kinder an beiden Händen immer tiefer. Das Kind soll Ihnen sagen, ab wann es nicht mehr weiterkann, weil das Wasser schon bis zum Mund reicht und es den Kontakt zum Boden verliert. Versuchen Sie die Stelle am Beckenrand zu markieren. Vielleicht gibt es dort schon Streifen auf den Fliesen oder ein Bild an der Wand, ansonsten stellen Sie dort Ihre Badelatschen ab. Gleiches gilt für den zweiten Zwilling, der mit seiner Betreuungsperson die gleiche Prozedur machen soll.

Wir fahren Zug und gehen dabei langsam ins Wasser.

Sollte das Schwimmbad eine breite Treppe haben, so eignet sich das Eingewöhnungsspiel „Wir fahren Zug" hervorragend, denn die Kinder gehen so langsam ins Wasser und können mit kleinen Übungen schon daran gewöhnt werden.

Mit mehreren Kindern macht die Übung sogar noch mehr Spaß, denn da kann das ängstlichste gerne den Lockführer spielen. Die Kinder stellen sich dann hintereinander auf und gehen von der obersten Stufe immer eins tiefer.

Bauen Sie Hindernisse auf, indem Sie auf dem Weg zum Beispiel eines Ihrer Beine

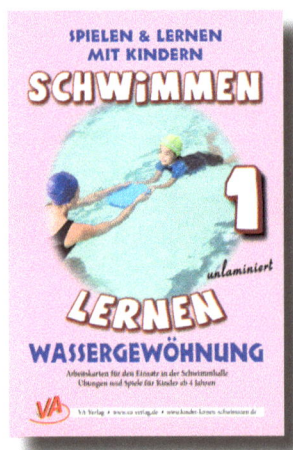

Band 1 aus der Buchreihe „Schwimmen lernen - Wassergewöhnung" von Veronika Aretz - im Buchhandel und unter www.va-verlag.de

quer legen, über das die Kinder dann steigen müssen. Eine Pool-Nudel - im Bogen gelegt - könnte ein Tunnel sein, durch den die Zwillinge hindurchmüssen. Reicht den Kindern das Wasser schon zur Hüfte, können sie versuchen, ihre Knie beim Gehen aus dem Wasser zu heben.

Dann kommen Aufwärm-übungen.

Danach kann es mit Aufwärmübungen weitergehen: Lassen Sie die Zwillinge bis zum anderen Ende des Beckens laufen, mal mit zu Fäusten geschlossenen Händen und mal die Hände als Schaufel benutzend. So lernen die Kinder den Widerstand des Wassers besser zu überwinden.

Mit Hüpfen vorwärtskommen.

Als nächstes können die Kinder probieren, ob sie im Wasser mit Hüpfen vorwärtskommen. Auch hier können die Hände als Schaufel eingesetzt werden:

- Hüpfe durch das Wasser und ziehe Dich mit beiden Armen gleichzeitig vorwärts.
- Hüpfe rückwärts durch das Wasser und ziehe Dich mit beiden Armen gleichzeitig rückwärts.
- Laufe durch das Wasser und bewege Deine Arme wie eine Windmühle.
- Laufe durch das Wasser so leise wie möglich.
- Laufe durch das Wasser und spritze dabei so kräftig es geht.
- Springe weit nach vorn, und stelle Dich anschließend wieder zum Sprung auf.

Im kommenden Heft ZWILLINGE - DAS MAGAZIN Ausgabe Nov./Dez. 2019 geht's weiter mit unserem Schwimmkurs. Wer jetzt schon mal bei Veronika Aretz schnuppern möchte, hier bitte:
www.va-verlag.de

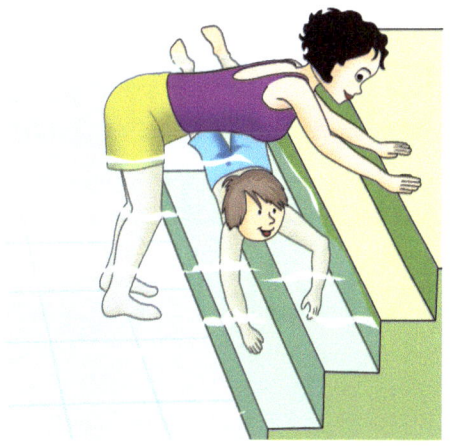

Langsam auf der Treppe ins ...

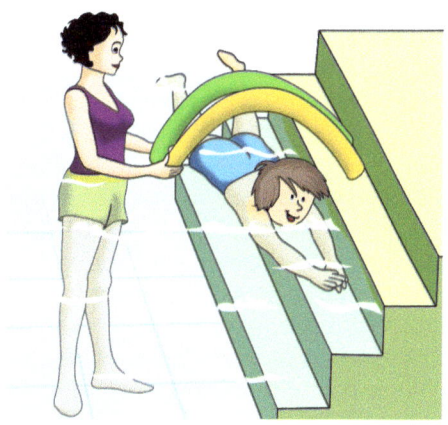

... Wasser - Brücke bauen

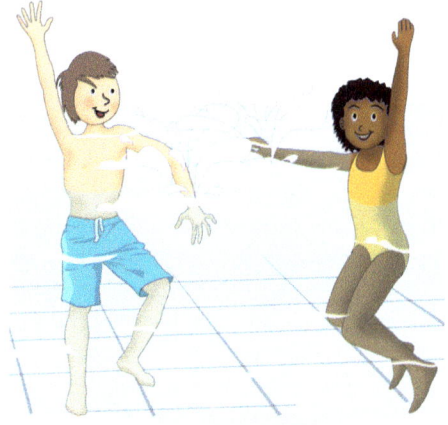

Im Wasser laufen und spritzen.

Ein Jahr Kindergarten plus tut manchen Kindern gut.

Als meine eigenen Zwillinge Maximilian und Constantin eingeschult wurden, waren sie nicht schulreif. Darüber habe ich immer sehr freimütig berichtet, um anderen das Schicksal der Rückstufung in den Kindergarten zu ersparen. Zwillingsmutter Brigitte W., die anonym bleiben möchte, hat sich unsere Story zu Herzen genommen und um eine spätere Einschulung ihrer Zwillinge gekämpft.

Als es um die Einschulung unserer Zwillinge ging, habe ich unter anderem von Ihren Erfahrungen mit der Einschulung Ihrer Zwillinge profitiert. Ich werde nie Ihren Artikel mit den Fotos vergessen, wie hoffnungsfroh Ihre Kinder zur Einschulung loszogen, nur um dann nach kurzer Zeit wieder in den Schulkindergarten zurückgestellt zu werden. (Anm. d. Red.: Darüber habe ich in ZWILLINGE, aber auch im Buch des Frühchenvereins zum Thema Schule und in unserem Buch „Zwillinge in Krippe, Kindergarten & Schule" immer sehr offen geschrieben - MvG.)

Wir haben Himmel und Hölle in Bewegung gesetzt.

Unsere Zwillinge sind Ende September vier Wochen zu früh auf die Welt gekommen, der zweite per Notsectio, eine Geschichte für sich. Da zum Zeitpunkt, als unsere Zwillinge eingeschult werden sollten, alle bis Ende September geborenen Kinder verbindlich eingeschult werden mussten, egal ob Frühgeburtlichkeit bestand oder nicht, haben wir damals Himmel und Hölle in Bewegung gesetzt, um die Kinder ein Jahr zurückstellen zu lassen und ihnen das Schicksal Ihrer Jungs zu ersparen.

Ich habe mir damals auch zwei Schulkindergärten angesehen. Der eine war so, dass mir nach einem Vormittag dort klar war, dass meine Kinder, wenn vorher noch nicht verhaltensauffällig, spätestens nach einem Jahr dort verhaltensauffällig geworden wären, so zumindest meine Einschätzung.

Ein Jahr Kindergarten plus würde für unsere Zwillings das Beste sein.

Der andere Schulkindergarten war hervorragend und ich hätte meine Kinder gerne dort gesehen. Die dortige Leiterin, unser Ergotherapeut und eine Psychologin, die wir damals mit hinzuzogen, berieten uns damals aber sehr gut.
Im Schulkindergarten hätte es nicht nur die Hauptbetreuerin gegeben, sondern auch noch Stunden mit anderen Lehrkräften oder Sozialpädagogen. Unsere Kinder wären wieder die Jüngsten gewesen und wären voraussichtlich mal wieder nicht so weit entwickelt gewesen wie die Kinder um sie herum. Das hätte vermutlich in manchen Situationen wieder mal an ihrem Selbstbewusstsein genagt.
Wir Eltern entschieden uns damals nach reiflicher Überlegung, dass noch ein Jahr im

regulären Kindergarten für unsere Zwillinge das Beste ist. Ein Jahr spielen und reifen und dann mit Gleichaltrigen zusammen einschult werden, wie es ihnen auch zugestanden hätte, wenn sie vier Tage später auf die Welt gekommen wären oder noch besser, vier Wochen später normgerecht das Licht der Welt erblickt hätten.

Es bedurfte dann aber einer großen Runde mit den Erzieherinnen und der Bereichsleitung des Kindergartens, um zu unserem großen Glück zu entscheiden, dass sie am Ende wirklich noch ein Jahr im Kindergarten spielen durften. Die Kindergärtnerinnen hatten, so unser Eindruck, bei den damals wie heute raren Kindergartenplätzen wohl Sorge gehabt, einen Präzedenzfall zu schaffen.

Für Kinder ist es niemals gut, nach der Einschulung zurück gestuft zu werden.

Der Mutter des Freundes unserer älteren Tochter, der im Juli geboren wurde, hatten die gleichen Erzieherinnen damals sehr zugeredet, ihn einschulen zu lassen, obwohl seine Eltern bereits zu diesem Zeitpunkt so ihre Zweifel gehabt hatten, ob das so zu diesem Zeitpunkt das Richtige für ihr Kind wäre. Auch dieser Junge kam, ähnlich wie Ihre Zwillinge, mit seinem für ihn zu frühen Schulstart nicht besonders gut klar. Er wurde übrigens nicht zurückgestuft. Das war mir, genau wie der Schulstart Ihrer Jungs, eine Warnung, als es um den Einschulungszeitpunkt unserer Zwillinge ging.

Manchmal hat man auch Glück oder kompetente Erzieherinnen.

Denen hat es damals unendlich gut getan, noch ein Jahr im Kindergarten spielen und reifen zu dürfen. Wir hatten damals das große Glück, dass am Ende ihre netten Kindergärtnerinnen sie wirklich noch ein Jahr behielten, da die ebenfalls sehr nette und verständnisvolle Bereichsleiterin des Kindergartens unser Anliegen gut verstanden und daher unterstützt hatte.

Und genauso toll war, dass die Ärztin des Gesundheitsamtes, die selber Zwillinge hatte, von sich aus damals angeboten hatte, mit zur Kindergartenrunde dazuzukommen und auch sie dort unser Anliegen unterstützt hat. Ja, manchmal hat man als Zwilling auch Glück im Leben. (Brigitte W.)

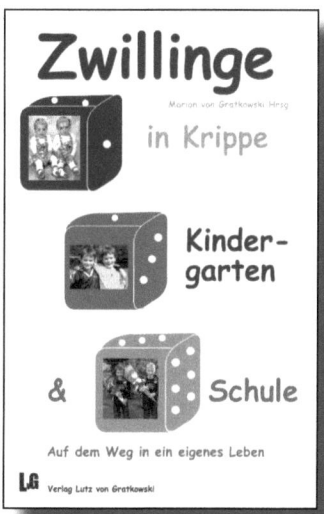

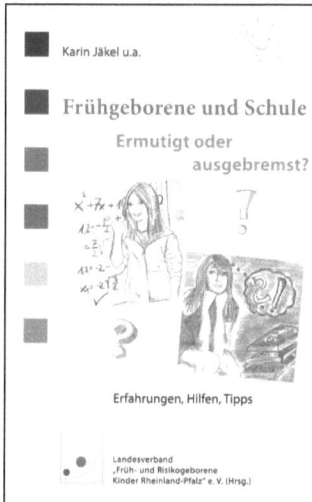

Partnerschaft: Zwillinge da - Ehe kaputt?

Was hilft Zwillings- und mehr noch Drillingseltern, den Alltag zu meistern und dabei sich selbst und ihre Partnerschaft nicht zu vergessen. Ergebnisse einer Umfrage auf Facebook.

Eine Zwillingsmutter fragte: „Hat Eure Partnerschaft nach der Geburt der Zwillinge auch so gelitten? Ich denke drüber nach, einfach mit den Kindern auszuziehen. Dann hört die ständige Fragerei auf, was ich denn den ganzen Tag über getan hätte ..."
Hier einige Antworten.

Das kenne ich nur zu gut. In meinem Kopf reiche ich täglich die Scheidung ein! Wir haben sogar eine Eheberatung besucht und es scheint zu helfen. Die Paartherapeutin hat meinen Mann dazu gebracht, endlich zu verstehen, dass auch mein Job als Hausfrau und Mutter von Zwillingen ein Fulltime-Job ist. Und er hat kapiert, dass die Zwillinge wichtiger sind, als das Haus auf Hochglanz zu polieren.
Versuch mit Deinem Mann zu sprechen, wenn Ihr mal einen Moment zu zweit habt und nicht müde seid (haha). Wichtig ist auch, dass Ihr Euch Momente zu zweit schafft. Wir schauen beispielsweise einen schönen Film an und trinken ein Gläschen Wein dazu, wenn die Zwillinge endlich im Bett sind. (Katie R.)

Ich kümmere mich die ganze Woche über um unsere Zwillinge. Jeden Samstag allerdings habe ich einen Tag (oder Abend) für mich! Dann lasse ich die Zwillinge bei meinem Mann, treffe mich mit Freundinnen oder gehe in die Stadt zum Shoppen. Für mich ist dieser Tag ein Tag, an dem ich auftanken kann und meinem Mann hilft diese

Erfahrung, zu erkennen, was ich die ganze Woche über tue. Außerdem ist die Zeit mit seinen Zwillingen auch „Quality-Time" für ihn. Natürlich bleibt das Aufräumen nach einem „Vatertag" an Dir hängen - aber es ist jeden Aufwand wert!" (Petra M.)

Drei Jahre nach der Geburt ... und wir sind immer noch dabei, uns etwas Zeit nur für uns freizuschaufeln. Mein Mann und ich arbeiten beide Vollzeit und wir teilen uns die Kinderbetreuung, damit wir die Zwillinge nicht schon so früh in fremde Hände geben müssen.
Da ist klar, dass wir sehr wenig Zeit für uns haben. Vor einigen Monaten hatten wir eine ziemliche Krise. Wir haben uns dann zusammengesetzt und über alles gesprochen. Uns war klar, dass wir Zeit zusammen verbringen sollten, sei es, dass wir uns Mittags zum Essen treffen oder mal einen Kaffee zusammen trinken gehen. Wir haben uns außerdem um eine Haushaltshilfe bemüht, damit die wenige Zeit, die wir miteinander verbringen, nicht mit Arbeiten wie Aufräumen und Putzen verplempert wird.
Inzwischen geht es uns wieder gut. Und je älter die Zwillinge werden, desto einfacher wird ja auch alles.
Versuch jetzt, Zeit für Euch als Paar zu finden. Ja, ich weiß, das hört sich einfacher an als es ist. Bleib stark! Es lohnt sich. (Angelika S.)

Oh, das hätte ich gar nicht gedacht, dass

so viele Zwillingseltern Probleme miteinander haben! Mir geht es genauso ... mein Mann kommt nach Hause und wundert sich, dass der Geschirrspüler noch nicht ausgeräumt ist und so viel Zeug in der Wohnung herum liegt, Ich wünschte, er würde mal ein ganzes Wochenende übernehmen ... dann wüsste er, wie es ist. Zwillinge sind nicht nur Sonnenschein ... sie bedeuten einen Haufen Arbeit. (Christiane T.)

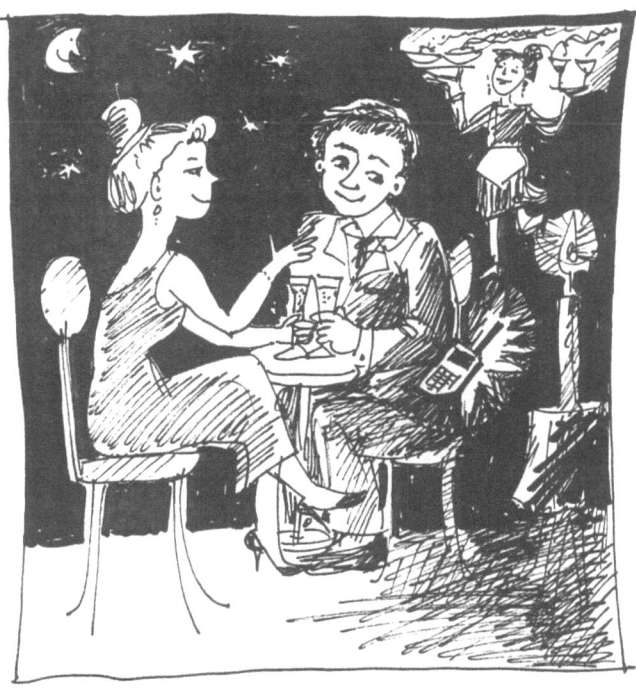

Tut mir leid, dass es Dir so geht. Das Beste für Deinen Mann wäre, wenn er sich mit anderen Zwillingsvätern austauschen könnte. Mein Mann teilt alles mit mir - die Arbeit und die Freuden. Und er trifft sich regelmäßig mit anderen Zwillingspapas, auch um etwas gemeinsam zu unternehmen. Das sollte Dein Mann auch mal machen und sich an den anderen ein Beispiel nehmen. (Susanne H.)

Gib nicht auf! Zwillinge zu haben (bei uns sind sie Kind Nummer 4 und 5), hat uns einander sogar näher gebracht. Seit sie da sind, verlassen wir uns mehr denn je aufeinander und das können wir auch. Unsere Zwillinge hatten einige gesundheitliche Probleme in ihren ersten fünf Lebensjahren und sie mussten immer wieder operiert werden. Das hat uns zusammengeschweißt - die gemeinsame Sorge um die beiden. Wir waren einander der „Fels in der Brandung" und unsere Babys von damals sind jetzt 20 Jahre alt.

Natürlich war es immer auch wichtig, Zeit nur für uns zu finden. Wir haben es immer wieder geschafft, einmal ein Wochenende allein wegzufahren. Meine Eltern und seine Eltern haben dies möglich gemacht.

Und wenn das nicht ging, dann waren wir mal nur zum Essen (allein, ohne Kinder) aus oder wenn das auch nicht ging, dann haben wir unser ganz persönliches Candlelight-Dinner zu Hause gemacht. Das hat uns geholfen, einander nicht im Stress zu verlieren.

Hast Du die Möglichkeit, Deinen Mann einen einzigen Tag mal allein mit den Zwillingen zu lassen? Mein Mann hat genauso gesprochen, bis er pro Woche einen Tag lang zu Hause bleiben musste, weil ich wieder angefangen hatte, zu arbeiten. Jetzt weiß er, was ich den ganzen Tag tue, wenn ich mit den Zwillingen allein zu Hause bin. (Kim M.)

Weitere Statements zum Thema „Partnerschaft von Zwillingseltern" demnächst.

Lese-Rechtschreib-Schwäche vermeiden?

Dass es mit dem deutschen Schulsystem nicht weit her ist, kann man heute allenthalben lesen und hören. Und gerne wird an unseren Kindern mit neuen Methoden herumgedoktert. Das weiß ich noch aus meiner aktiven Zeit als Mutter dreier schulpflichtiger Söhne. Gut, sie haben's „überlebt" und aus jedem ist was geworden. Trotz der Lese-Rechtschreib-Schwäche eines Zwillings. Jetzt hat uns eine Zwillingsmutter von einem neuen Konzept geschrieben. Klingt überzeugend. Aber - lest selbst, wie es Bettina A. ergangen ist.

Mein Mann hatte als Kind eine gewisse Lese-Rechtschreibschwäche (LRS). Auch unsere Tochter spiegelte anfangs Buchstaben und verdrehte b und d und konnte diese beiden Buchstaben nicht auseinander halten. Ihre Lehrerin wies uns Eltern damals darauf hin, dass das Buchstabenspiegeln bei ihr auf eine LRS hinweisen könnte.

Von Anfang an richtig schreiben - dann klappt es.

Diese entwickelte sie aber im Verlauf nicht, da sie damals, nach Silbenmethode (ähnlich wie bei IntraActPlus - siehe Kasten auf Seite 53) anhand einer Lesefibel unterrichtet wurde und von Anfang an die richtige Schreibweise der Wörter lernen durfte. Auch durfte sie von Anfang an lesen üben, was sie, da sie es üben durfte, schnell lernte.

Als unsere Zwillinge drei Jahre später eingeschult wurden, hatte ich mir pünktlich zur Einschulung auf Empfehlung einer Freundin die IntraActPlus-Blattsammlung besorgt. Unsere Grundschule hatte nämlich zwischenzeitig eine neue Rektorin bekommen, die dort leider mittlerweile das Konzept „Lesen durch Schreiben" eingeführt hatte.

Mit „Lesen durch Schreiben" hatte bereits meine Freundin mit ihrem Sohn in einem anderen Bundesland schlechte Erfahrungen gemacht.

Auch meine Zwillinge konnten damit weder lesen noch schreiben lernen. Sie hatten als Zwillinge während der Kindergartenzeit aufgrund einer Sprachentwicklungsverzögerung viel Logopädie erhalten. Die letzten Reste der Sprachfehler sollten nun, so der Plan des HNO-Arztes, durch das Lesen- und Schreiben-Lernen in der Schule behoben werden. Wie gesagt, so der Plan.

De facto mussten die Kinder bei „Lesen durch Schreiben" als Erstes eine Anlauttabelle auswendig lernen, was dem einen Kind extrem schwer fiel. Dann mussten sie sich mühsam durch die Worte buchstabieren, die sie schreiben wollten, zum Beispiel Apfel schreiben: A in Anlauttabelle suchen, aha, A wie Affe, ... So kann man nur sehr, sehr mühsam schreiben und darüber dann theoretisch auch lesen lernen und prägt sich zudem die anfangs oft falsche Schreibung der Wörter leider von Anfang an falsch ein. Meinen Kindern fiel es auch extrem schwer, dass sie sich, um ein Wort schreiben zu können, dies erstmal selbst sauber vorsprechen mussten, was sie zu diesem Zeitpunkt noch nicht konnten, um dann die entsprechenden Buchstaben aus der Anlauttablette heraussuchen zu können.

Bitte weiterlesen ab Seite 54

Was ist das IntraActPlus-Konzept?

Mit dem IntraActPlus-Lernkonzept können Kinder Lesen und Schreiben lernen und dies schneller, problemloser und mit mehr Spaß. Eine Lese-Rechtschreib-Schwäche kann verhindert werden.

Schwierigkeiten beim Lesen und Schreiben können den Schulerfolg und die soziale Entwicklung von Kindern gefährden. Das Lernmaterial nach dem IntraActPlus-Konzept berücksichtigt Erkenntnisse der psychologischen Grundlagenforschung und fördert Kinder umfassend: Mit leicht verständlichen Übungen, die auf störende Reize verzichten, und einer gleichmäßigen Schwierigkeitsstufung lernen Kinder schneller, sie sind aufmerksamer und motivierter. Geeignet für normal- und hochbegabte Kinder, für Lernschwache, Legastheniker und Kinder mit Migrationshintergrund.

Vom Geheimtipp zum Erfolgskonzept

Das Lernmaterial nach dem IntraActPlus-Konzept bietet eine viel beachtete Alternative zu gängigen Methoden, mit denen Erst- und Zweitklässlern heute das Lesen und Schreiben vermittelt wird. Es basiert auf „Meilenstei-nen" der psychologischen Grundlagenforschung.

Das Arbeitsmaterial

- einfacher durch leichter verstehbare Übungen, Verzicht auf unnötige Aufgaben und störende Reize
- umfangreicher, damit ausreichendes Wiederholen möglich
- weniger Fehler durch gleichmäßige Schwierigkeitsstufung
- motivierender durch eine positive Beziehungsgestaltung

Der Lern-Effekt

- Kinder lernen schneller, sind aufmerksamer und motivierter
- Kinder lernen leichter alleine, miteinander und mit Bezugspersonen. Dies hilft bei den Hausaufgaben, einem individualisierten Unterricht und therapeutischen Maßnahmen.

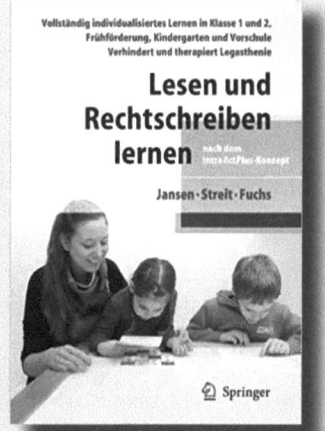

Fritz Jansen , Uta Streit, Angelika Fuchs, „Lesen und Rechtschreiben lernen nach dem IntraActPlus-Konzept: Vollständig individualisiertes Lernen in Klasse 1 und 2, Frühförderung, Kindergarten und Vorschule. Verhindert und therapiert Legasthenie"- Loseblattsammlung: 630 Seiten, Springer Verlag, ISBN 978-3-642255-85-4, 29,99 Euro

Was für eine extrem kräfteraubende Art, schreiben und darüber dann vielleicht eines Tages lesen zu lernen! Angeblich lernen die Kinder mit „Lesen durch Schreiben" mit Spaß schreiben und verfassen schnell kleine Geschichten. Dies traf aus meiner Sicht nur auf die jeweils zwei begabtesten Kinder der Klasse zu. Alle anderen hatten zu kämpfen und konnten auch am Ende der 4. Klasse noch nicht orthografisch richtig schreiben.

Wir sollten die Schreibversuche loben und nicht kritisieren.

Es gab damals bereits vor der Einschulung unserer Kinder einen Elternabend, um alle Eltern auf „Lesen durch Schreiben" einzustimmen. An diesem Abend wurde uns Eltern untersagt, unsere Kinder beim Schreiben zu korrigieren. Wir sollten zukünftig alle Schreibversuche unserer Kinder loben, egal, wie diese aussehen würden. Nur der Lehrer kann nämlich, so die Theorie von „Lesen durch Schreiben", wie es an unserer Grundschule unterrichtet wurde, erkennen, ob das Kind schon weit genug entwickelt ist, dass es Sinn macht, es zu korrigieren und ihm Rechtschreibregeln beizubringen und zu erklären. Denn das Schreiben-Lernen entwickelt sich nach der Theorie von „Lesen durch Schreiben" in gewissen Entwicklungsschritten, so erklärte mir die Rektorin.

Fehler: Ich erzählte von dem Konzept, nach dem wir zu Hause übten ...

Ich hatte es gewagt, nach wenigen Wochen der ersten Klasse, in denen meine Zwillinge mit „Lesen durch Schreiben" gekämpft hatten, zu Hause zu beginnen, nach „IntraActPlus" zu lernen. Leider hatte ich den Fehler gemacht, dies den Lehrern in der Schule zu verraten, da ich der Meinung war, Lehrer und Eltern sollten an einem Strang ziehen. Wie gesagt, das war in diesem Fall ein Feh-

ler. Nun unterstellte mir nämlich die Rektorin, auf diese Art und Weise zu einer Lernverwirrung meiner Kinder zu führen und selbst für deren Probleme beim Lesen und Schreiben-Lernen verantwortlich zu sein. Komisch war nur, dass übereinstimmend bei allen Eltern unserer Grundschule mit älteren Kindern, die noch nach Silbenmethode wie bei IntraActPlus unterrichtet worden waren, die älteren Kinder alle problemlos lesen und schreiben gelernt hatten, was bei allen jüngeren Kindern, die auf die gleiche Grundschule gingen, nun mit „Lesen durch Schreiben" nicht wirklich gelingen wollte. Angeblich, so bekamen wir Eltern alle von der Rektorin erzählt, waren alle unsere älteren Kinder diesbezüglich viel begabter als die jüngeren, was uns Eltern in dieser Häufung nicht so recht einleuchten wollte.

Studie gibt den Eltern recht.

Mittlerweile gibt es eine Studie der Universität Bonn, die uns Eltern recht gibt: Kinder, die nach „Lesen durch Schreiben" unterrichtet wurden, machten zum Ende der vierten Klasse 55 Prozent mehr Rechtschreibfehler als Kinder, die nach der Fibelmethode, die IntraActPlus ähnelt, unterrichtet wurden.
Hier mein Appell an alle Eltern: Machen Sie sich vor Einschulung Ihrer Kinder schlau, nach welcher Methode Ihre Kinder an der Grundschule, in der sie eingeschult werden sollen, lernen werden. Sollte dies „Lesen durch Schreiben" sein, versuchen Sie unbedingt, dass Ihr Kind an einer anderen Grundschule eingeschult wird, die nach Silbenmethode unterrichtet. Sollte dies nicht möglich sein, bringen Sie unbedingt Ihren Kindern VOR der Einschulung lesen und schreiben zum Beispiel nach der IntraActPlus-Methode bei. Man denkt ja immer, dass die Kinder in Deutschland wie wir früher in der Grundschule richtig lesen und schreiben lernen. Vorsicht: Dies ist an vielen Grundschulen NICHT mehr der Fall.

Wie es bei uns weiterging: Wie gesagt, ich hatte damals den Fehler gemacht, der Rektorin zu verraten, dass wir zu Hause mit dem IntraAktPlus-Ordner lernen. Da ich natürlich nicht für eine Lernverwirrung meiner Kinder verantwortlich sein wollte, stellte ich nach wenigen Wochen des Lesen-Übens nach dem IntraActPlus-Konzept erst einmal das Lernen nach diesem ein, denn, so die Rektorin, ich sollte meinen Kindern Zeit geben, nach „Lesen durch Schreiben" zu lernen.

Mit Lesen durch Schreiben klappte es bei uns überhaupt nicht.

Dies klappte allerdings über ein Jahr lang überhaupt nicht. Die Kinder schrieben danach kleine Texte, die sie mir zeigten. Ich lobte sie wie von der Schule vorgeschrieben, und sagte dann freundlich, da diese komplett unlesbar waren „Schatz, lies mir doch bitte mal deinen Text vor". Das Kind sah dann jeweils kurz auf den Text und sagt dann nur: „Keine Ahnung".

Am Ende der ersten Klasse konnten unsere Zwillinge nicht richtig schreiben. Beide konnten kaum ein Wort richtig oder überhaupt lesbar schreiben. Der eine konnte leidlich lesen, der andere gar nicht. Bei letzterem stand zu Beginn der zweiten Klasse eine sonderpädagogische Beschulung im Raum. Denn leider waren mittlerweile an der Schule auch noch weitere neue, offene Konzepte eingeführt worden, nach denen die Kinder sich viele Lerninhalte selbst erlesen und erarbeiten sollten. Dann ist man natürlich auch in Mathe schlecht, wenn man sich weder die Mathe-Erklärungen noch die Aufgaben erlesen kann.

Ab dem ersten Sommerferientag nach Ende der ersten Klasse habe ich mit beiden Kindern konsequent die gesamten Sommerferien nach IntraActPlus lesen geübt. Bei dem diesbezüglich besseren Zwilling griff dies schnell.

Für den Zwilling, der zum Ende der zweiten Klasse ausgetesteter Maßen eine schwerste LRS hatte, war das Lesen-Lernen auch mit IntraActPlus durchaus eine Herausforderung.

Anfangs übten wir mit Sanduhr in 5-Minuten-Einheiten, später in 10-Minuten-Einheiten. An dieser Stelle sei auch das Buch „Positiv lernen" von Jansen und Streit empfohlen, denn zu diesem Zeitpunkt hatte unser Sohn durchaus mit den Entmutigungen seines ersten Schuljahres zu kämpfen, nach „Lesen durch Schreiben" weder das eine noch das andere lernen zu können.

Bis zum vorletzten Texte-Lesen-Übungstext

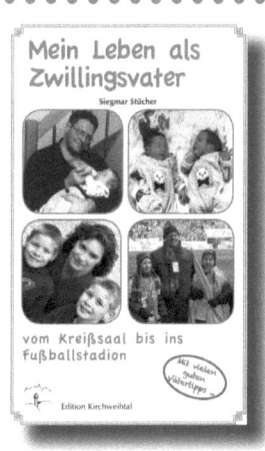

Aus dem Leben eines Zwillingsvaters

Siegmar Stücher war einer der ersten Zwillingsväter, die zur Feder griffen und aus ihrem turbulenten Alltag mit Zwillingen berichteten. Sein Buch wird im Handel und bei uns unter www.twins.de angeboten.

ISBN 978-3-927058-34-7, 19,90 Euro, auch im Buchhandel (online & Ladengeschäfte)

der IntraActPlus-Blattsammlung zweifelte ich immer mal wieder daran, ob mein Kind je fließend lesen lernen würde. Ab da klappte es dann auf einmal. Auch die Lesen-Üben-Texte der IntraActPlus-Blattsammlung mussten wir jeweils oft üben, bis er sie konnte. Aber, was soll ich sagen, mit konsequentem Üben mit dem IntraActPlus-Ordner konnte unser Sohn zu Weihnachten in der zweiten Klasse lesen!!!

Auch die Mathematik-Noten waren plötzlich spitze!

Nach Weihnachten stand er auf einmal in Mathematik auf der Note 1 bis 2, weil er sich jetzt endlich den Stoff selbst erlesen konnte. Zum weiteren Üben haben sich dann die Lesen-Üben-Bücher des Autors Gero Tacke sehr bewährt.

Beide Kinder sind mittlerweile Leseratten und erhielten am Ende der vierten Klasse eine Gymnasialempfehlung.

Sie sind nun in der sechsten Klasse und wir üben, immer mal wieder auch mit größeren Pausen, nun den Schreibteil von IntraActPlus durch. Dieser enthält Karteikärtchen mit den wichtigsten deutschen Wörtern. Dazu passend gibt es dann Diktate. Wenn die Kinder vorher die zum Diktat passenden Worte eingeübt haben, haben sie im Anschluss das Erfolgserlebnis, die Diktate komplett richtig schreiben zu können. Wir haben auch andere Materialien ausprobiert, kehren aber immer wieder zu IntraActPlus zurück, da sich dies am besten bewährt.

Der Besuch eines Lese-Rechtschreibinstituts hat sich bei einer bei beiden Kindern diagnostizierten LRS von Klasse 3 bis 4 sehr bewährt, um die Silbenmethode besser zu verstehen. Dabei wird jede Silbe erstmal mit dem Arm geschwungen und später als Bogen auf einem Blatt dargestellt, in den die Silbe geschrieben wird. Dabei ist jede Silbe ein Boot, in dem zwingend ein Kapitän = Selbstlaut sitzen muss, der meist noch Matrosen, sprich Mitlaute im Boot sitzen hat.

Nach den zwei Jahren im Lese-Rechtschreib-Institut hatten wir aber das Gefühl, dass es uns nun wieder am meisten weiterbringt, zu Hause nach IntraActPlus mit den Lernkärtchen die Rechtschreibung zu üben und zwischendurch die Diktate davon zu schreiben. Es geht vorwärts und die Rechtschreibung unserer Kinder wird dank IntraActPlus immer besser.

Von Herzen ein Dankeschön an die Autoren und eine hundertprozentige Empfehlung des Konzepts an alle anderen Eltern. Sie ersparen ihren Kindern viel Leid, wenn sie mit ihnen Lesen und Rechtschreiben nach IntraActPlus statt nach „Lesen durch Schreiben" üben. (Bettina A.)

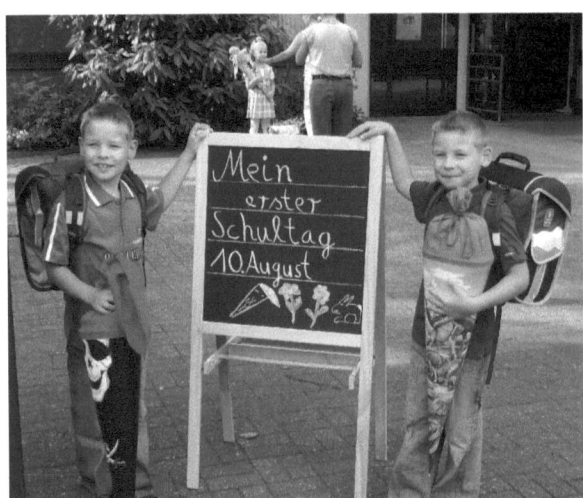

Ob der Schulbesuch zum Erfolg wird oder zu Frust führt, hängt von vielem ab. Auch von Lernmethoden. Die gerne mal geändert werden. Nicht immer zum Besten der Kinder.

Selbsterkennung bei eineiigen Zwillingen

Lukas L. ist Zwilling. Zweieiiger Zwilling. Und man möchte es nicht meinen, aber die beiden zweieiigen! Zwillingsbrüder hatten bis zum fünften Lebensjahr eine gemeinsame Sprache, die keiner verstand. Eine Zwillingssprache. Lukas hat sich über das Thema Sprachentwicklung und Persönlichkeitsentwicklung Gedanken gemacht.

Zwillinge, vor allem eineiige, sehen sich sehr ähnlich. Außerdem werden sie häufig verwechselt und sind im wesentlichen gleichartig. Hierbei entstehen einige Fragen, die Forscher und Wissenschaftler interessiert: Erkennen sich Zwillinge in der Kleinkindphase selbst?

Dazu werden keine aufwändigen, sondern vielmehr einfache, leicht nachvollziehbare Tests an Zwillingen durchgeführt. Um die Selbsterkennung der Zwillingskinder zu ermitteln, werden den Zwei- bis Vierjährigen familieninterne Fotos vorgelegt, auf denen sie selbst oder der Zwilling dargestellt ist. Die Kinder sollen nun die abgebildeten Personen benennen. Sie erkennen oft nur den eigenen Zwilling, da sie vor allem mit diesem sprechen, lachen und spielen - also weitestgehend alles zusammen machen, während sie ihn ständig sehen und beobachten.

Die Selbsterkennung bei monozygotischen Zwillingen dauert lange, sie identifizieren sich deutlich später auf Fotos oder im Spiegel als zweieiige Zwillinge. Einzelkinder haben nahezu gar keine Probleme, sich auf Fotos zu erkennen. Der Rückstand bei der Selbsterkennung verschwindet auch bei eineiigen Zwillingen mit etwa vier Jahren und ist somit genau wie die Sprachentwicklungsverzögerung vergänglich und nicht krankhaft.

Die „sprachliche Selbstbezeichnung" wurde in einem Test analysiert und ergab, dass besondere Eigenschaften der Sprache nur bei zweijährigen eineiigen Zwillingen vorkommen. Die Zwillingspaare dachten für sich selbst und für ihr gleichaltriges Geschwisterkind fiktive Namen aus, die sie dann für dieses Paar verwendeten. Dies wird „nominales Dual" genannt. Daraus lässt sich folgern, dass sich Zwillinge mit dem eigenen Geschwisterkind identifizierten. ***Mehr darüber im kommenden Heft.***

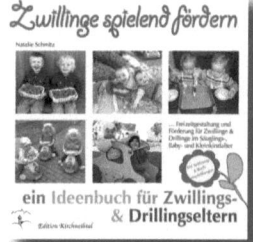
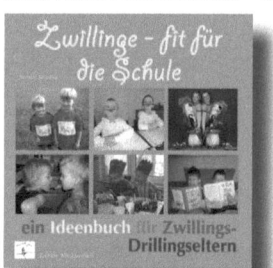

Hilfe Haus leer, wo sind meine Zwillinge?

Haben Sie sich schon einmal vorgestellt, wie es sein wird, wenn Ihre Zwillinge das Elternhaus verlassen? Gleichzeitig? Wie ruhig wird es sein? Wie wenig Wäsche werden Sie haben? Lohnt es sich noch zu kochen? Wie wird sich diese ungewohnte Ruhe auf Ihr Leben, auf Ihre Partnerschaft auswirken? Eine Zwillingsmutter hat über das „Empty Nest-Syndrome" nachgedacht.

Es ist ein komischer Zufall, dass ich diesen Beitrag (Anm . d. Red.: für das Portal www.about-twins.com) schreibe, während meine Zwillinge sich anschicken, ihr Elternhaus zu verlassen, um in einer anderen Stadt zu studieren. Ich möchte über das Leben als Zwillingsmutter ohne Zwillinge schreiben. Und das kann eine ganz schöne Herausforderung sein ... für die beiden, aber vor allem auch für mich und nicht zu vergessen, für meinen Mann und mich, für uns als Paar.

In der englischsprachigen Literatur spricht man vom „Empty nest syndrome" ... von einem Zustand, der ausgelöst wird, weil alle Kinder (die Zwillinge) gleichzeitig flügge werden und sprichwörtlich ... ein leeres Nest hinterlassen.

Für meine Zwillinge wird der neue Lebensabschnitt interessant sein und viele neue Eindrücke bereit halten. Und wenn sie Heimweh haben, dann haben sie sich.

Für uns Eltern wird die neue Situation weit komischer sein. Das Haus wird leer und unbewohnt wirken. Wir werden es schwer haben, uns daran zu gewöhnen. Schließlich waren wir gewohnt, 20 Jahre lang vollen Familientrubel zu haben ...

Kleine Kinder - kleine Sorgen ...

Vor Jahren, als die beiden zum ersten Mal in den Vorschulkindergarten gingen, muss-ten wir uns auch erst einmal daran gewöhnen und hatten auch einige Ängste, wie sie sich im Kindergarten einleben würden. Das waren natürlich andere Sorgen, als wir sie heute haben.

Aber diese Phasen kommen auf alle Eltern zu und man sollte sich darauf vorbereiten. Kinder wachsen - sie werden größer, erwachsener und auch die Eltern wachsen an immer neuen Herausforderungen.

Kinder müssen auf das Erwachsenwerden vorbereitet werden. Eltern auch. Und je erwachsener Kinder werden und Eltern gut damit umgehen, die Leinen locker lassen, wo es geht, die Kinder leiten, wo es sein muss, umso eher gelingt für beide Seiten der Absprung. Kinder werden erwachsen, Eltern müssen lernen, loszulassen.

Wichtig: Soziale Unabhängigkeit

Während der frühen Jahre im Kindergarten waren meine Zwillinge ja nur ein paar Stunden von mir getrennt, doch es fühlte sich genauso an, wie heute, wenn die beiden gleichzeitig ihr Elternhaus verlassen und weit entfernt von uns in einer fremden Stadt studieren.

Mir war es immer wichtig, dass die beiden ohne mich, ohne uns zurecht kommen. Dass sie sich in einer neuen Umgebung eingewöhnen und zu unabhängigen erwachsenen jungen Menschen werden, die auch ohne Mama und Papa zurecht kommen.

Auch Zwillinge müssen eigene Erfahrungen machen.

Man kann nicht alles Negative von den Kindern fernhalten, aber man kann sie lehren, positiv damit umzugehen. Man kann nicht alle Gefahren von ihnen fernhalten, aber man kann ihnen beibringen, wie sie sich schützen können. Ein stabiles Elternhaus ist der beste Lehrmeister für das Erwachsenwerden.

Und dann haben die Zwillinge ja immer noch einander und können aufeinander aufpassen ... dies sollte natürlich nicht überstrapaziert werden, denn auch Zwillinge müssen eigenständig durchs Leben gehen und es wäre auch zu viel Verantwortung, wenn immer der eine auf den anderen aufpassen müsste.

Zwillinge tendieren meist dazu, für einander einzustehen. Sie halten zusammen gegen die „feindliche" Außenwelt. und das ist dann schon eine gewisse Beruhigung für die Eltern, die im leeren Nest zurückbleiben.

Eltern müssen wieder ein Paar werden und sich neu entdecken.

Was aber wird aus den Eltern, die in diesem leeren Nest zurück bleiben? Wohl der Familie, die noch weitere Kinder zu Hause hat, da wird dieser Abschied nicht ganz so schmerzlich ausfallen.

Wichtig ist in diesem Zusammenhang, dass die Eltern in Zeiten des Trubels nie vergessen haben, dass sie auch ein Paar sind. Es wäre schade, wenn Vater und Mutter plötzlich dastehen und einander nichts zu sagen haben. Jetzt sind gemeinsame Aktivitäten ohne Kinder gefragt. Jetzt zeigt sich, was die Partnerschaft wert ist.

Wenn ich (MvG) an meine eigene Situation denke, so hat sich dieser Wandel in Etappen vollzogen: Der erste, der uns verließ, war Zwilling Constantin, der mit 16 auszog, eine Lehre zu machen. Das würde ich nie mehr so machen. Es war für alle zu früh. Dann ging Max (mit 25) nach Hamburg, Nicolai, den Jüngsten haben wir verlassen, als wir auf's Land zogen. Und dann starb Kater Caramello - das war dann wirklich ein tiefer Einschnitt in unser Leben ... (MvG)

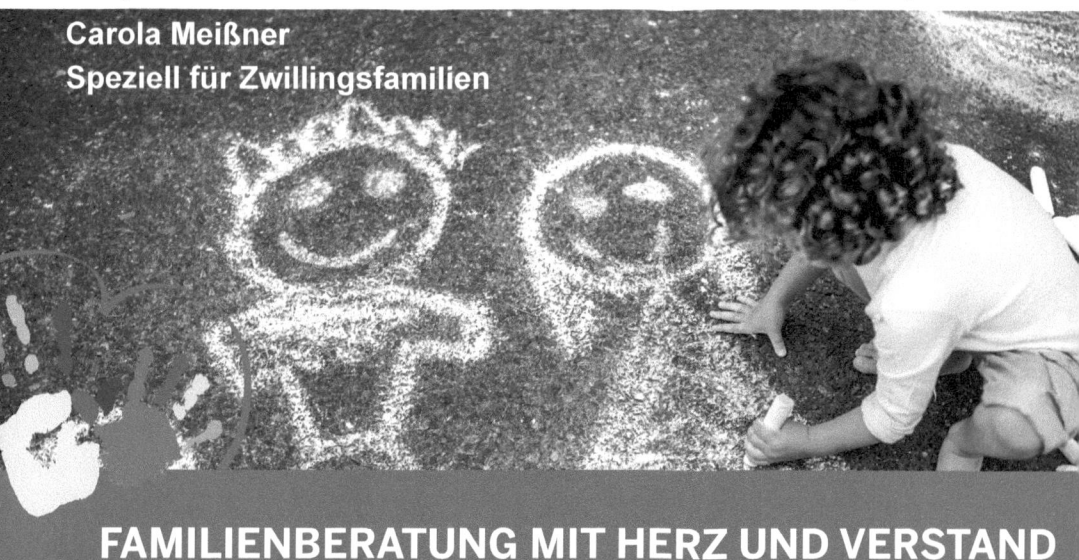

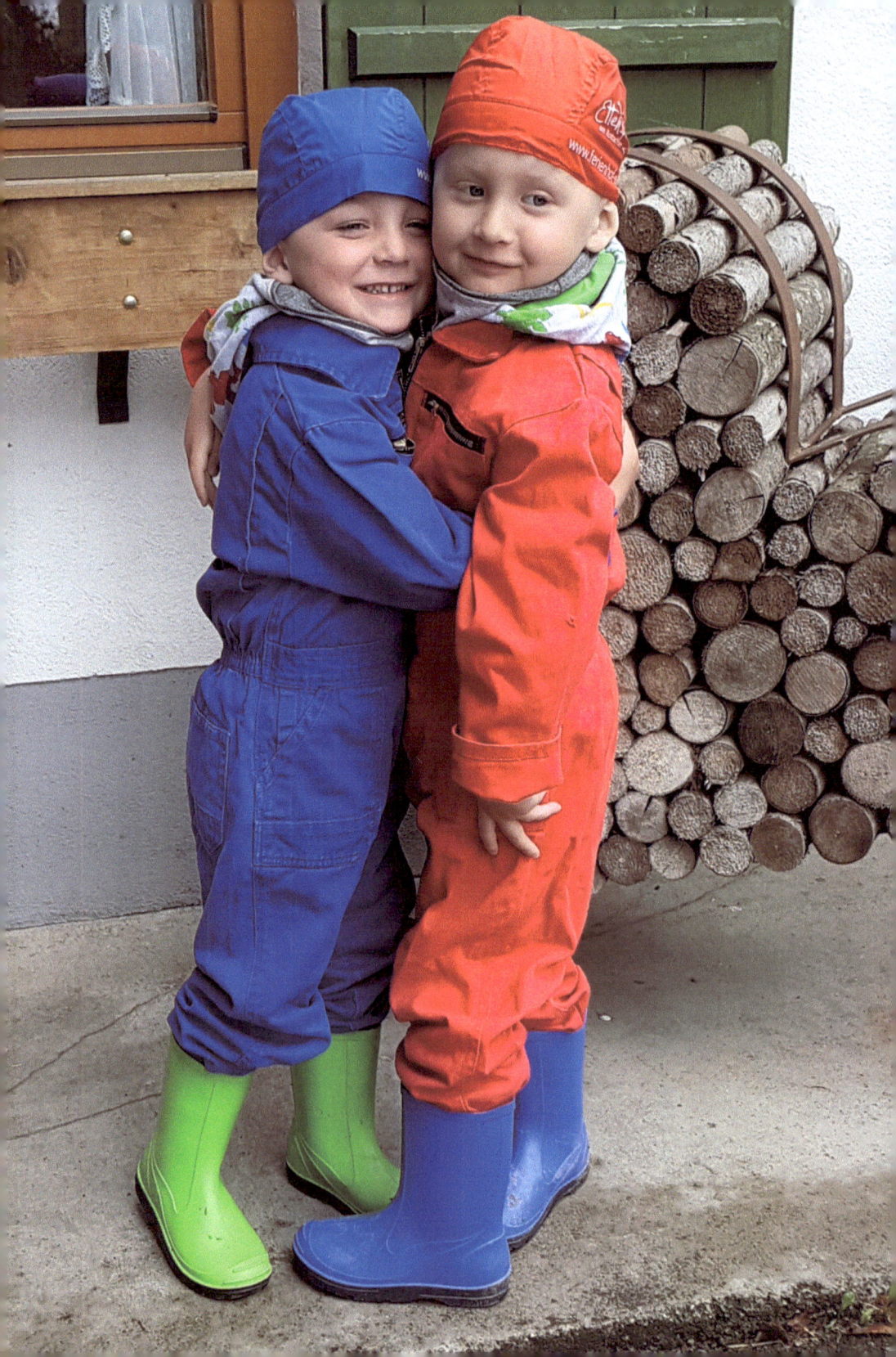

Unser Familienurlaub im schönen Allgäu

Wer, wenn nicht ich (Marion von Gratkowski) wüsste, wie schön es im Allgäu ist. Die Zeitschrift ZWILLINGE entsteht ja im Allgäu, im Ostallgäu, mit Blick auf Wiesen, Kühe und Berge. Zwillingsfamilie B. hat im Mai 2019 im Allgäu Urlaub gemacht. Schön war's, nur das Wetter hat nicht ganz mitgespielt. Aber das war in ganz Deutschland so.

Gerne möchten wir von unserem super-schönen Urlaub im Mai berichten. Wir waren im wunderschönen Allgäu auf einem ganz tollen Bauernhof, der uns alle verzaubert hat. Wir haben uns gleich bei der Ankunft pudelwohl und willkommen gefühlt.

Wir haben uns hier gleich sehr wohl gefühlt.

Auf dem Hof der Familie Ettensperger am Rottachsee gibt es nur zwei Ferienwohnungen, die neu renoviert und super schön ausgestattet sind. Im ganzen Haus sieht man die tolle Dekoration und spürt die Liebe zum Detail der Gastgeber. Nicht einmal einen Rausfallschutz für die Betten unserer Jungs mussten wir mitnehmen und im Bad stand der Hokker schon bereit.

Alles für Kinder vorbereitet.

Im Kinderzimmer gab es ein Kästchen mit Gute-Nacht-Geschichte, Kirschkernkissen, Kuscheltier und Nachtlicht. Es wird für Familien wirklich an alles gedacht!
Im Haus gibt es ein extra Spielezimmer, eine Kletterwand, eine extra Garderobe und einfach jede Menge Platz.

Draußen ging die Freude weiter. Familie Ettensperger hat auf ihrem Hof einen super Spielplatz gebaut, es gibt Fahrzeuge für die Kinder und besonders gern führte uns der Weg auch in den Kleintierstall, wo es Ziegen, Hasen und Hühner gibt.
Unser kleiner Oskar hatte ganz besonders große Freude an den Ponys Emmi und Bella und unser Theo war jeden Abend im Kuhstall nicht mehr wieder zu erkennen.
Abends stand unser tägliches Programm also fest: zuerst wurde der Ponystall gemistet und anschließend durften wir im Kuhstall mitwuseln.

Ponys und Kühe und unsere Jungs mittendrin.

Und ich muss wirklich sagen, auf diesem Bauernhof sind Kinder wirklich herzlich willkommen!!! Ich hatte so oft Angst, dass die Jungs im Weg sind, wenn sie mit im Melkstand „herum turnten", aber egal was war, sie haben immer ein Lächeln und ein liebes Wort von Petra und Erwin bekommen. So herzliche Gastgeber habe ich wirklich noch nie erlebt! Zudem hatten wir das Glück, die Geburt eines Kälbchens zu sehen und auch ein kleines Zicklein kam während unseres Urlaubs auf die Welt!

Das Wetter meinte es leider nicht so gut mit uns ... beim Buchen hatten wir eher gehofft, am See etwas plantschen zu können, aber stattdessen hätten wir wärmere Kleidung und Schneestiefel gebraucht. Drei Tage hatten wir schönes Wetter in unserem zweiwöchigen Urlaub, und trotzdem war es der schönste Familienurlaub, den wir bisher hatten.

Gummistiefel und gute Laune - das Wetter macht uns nichts.

Durch das tolle Angebot auf dem Hof haben wir gar nicht jeden Tag einen Ausflug unternommen, sondern haben auch immer wieder die Seele baumeln lassen und einfach die Tiere und die Umgebung vor Ort genossen.

Zwei besonders tolle Ausflüge haben wir aber gemacht, nämlich in das Fendt Werk in Marktoberdorf - ein Traum für die Jungs. Fendt ist ein großer Traktorenhersteller.

Und dann haben wir einen Tagesausflug zur Alpsee Bergwelt bei Immenstadt gemacht. Mit dem Sessellift sind wir auf den Berg gefahren ("Mama, ich pass auf Dich auf und halte Dich fest!") und

oben erwartete uns ein wunderschöner, riesiger Spielplatz mit vielen tollen Details. Das Highlight an diesem Tag war aber der Alpsee Coaster - Deutschlands längste Rodelbahn. Wir waren völlig begeistert und wären am Liebsten noch ein paar Mal herunter gerauscht.

Wir waren wirklich traurig, als unser Urlaub zu Ende ging und auch die Jungs wollten nach zwei Wochen Urlaub eigentlich noch länger bleiben!

Zu Hause werden jetzt fast täglich sämtliche Spielzeug-Tiere auf die Bulldogs geladen und ins Allgäu gebracht. Heute noch höre ich mindestens einmal am Tag, wenn die Jungs an mir vorbei radeln: "Tschüss Mama, ich fahre ins Allgäu, zu Erwin und Petra!"

Das sagt doch alles! Da wollen wir auf jeden Fall wieder hin!

Die Buchungsadresse:

Ferienhof Ettensperger
Hinter`m Buch 3
87477 Sulzberg im Allgäu
Tel +49 8376 974344
info@ferienhof-ettensperger.de
https://www.ferienhof-ettensperger.de/

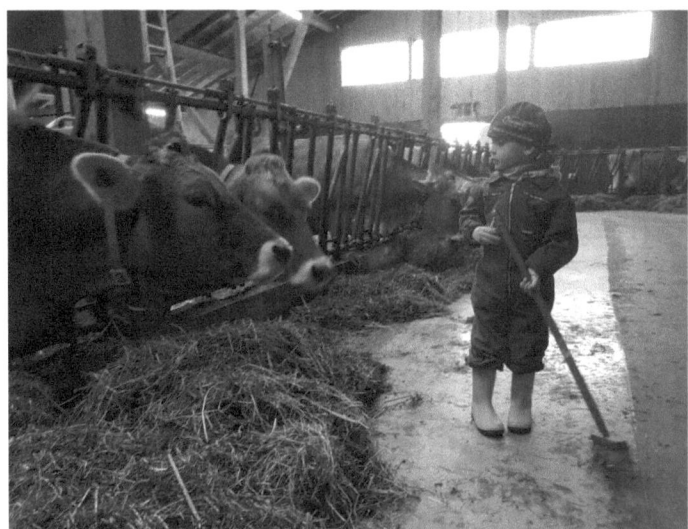

Theo haben es besonders die Kühe angetan. Er durfte beim Füttern und beim Ausmisten helfen.

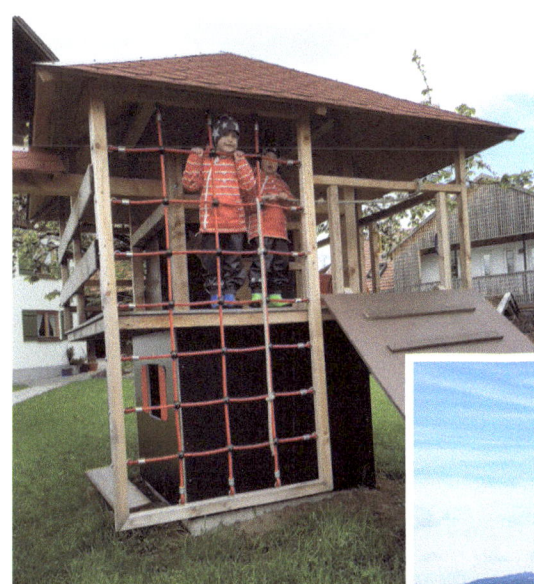

Unten: *Familienfoto mit Bella und vor großer Kulisse - so ist unser Allgäu: Wiesen und Berge, soweit das Auge reicht.*

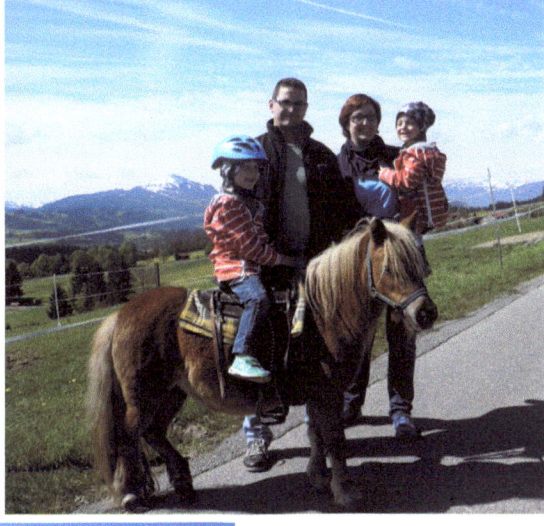

Oben: *Der Spielplatz auf dem Hof macht Theo und Oskar richtig Spaß.*

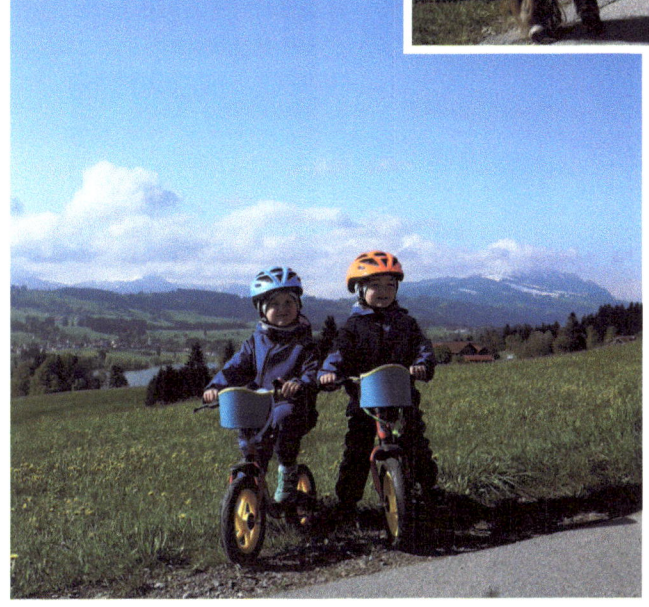

Links: *Statt Baden im nahen See, war „Radfahren" angesagt. Oskar und Theo mit ihren Laufrädern.*

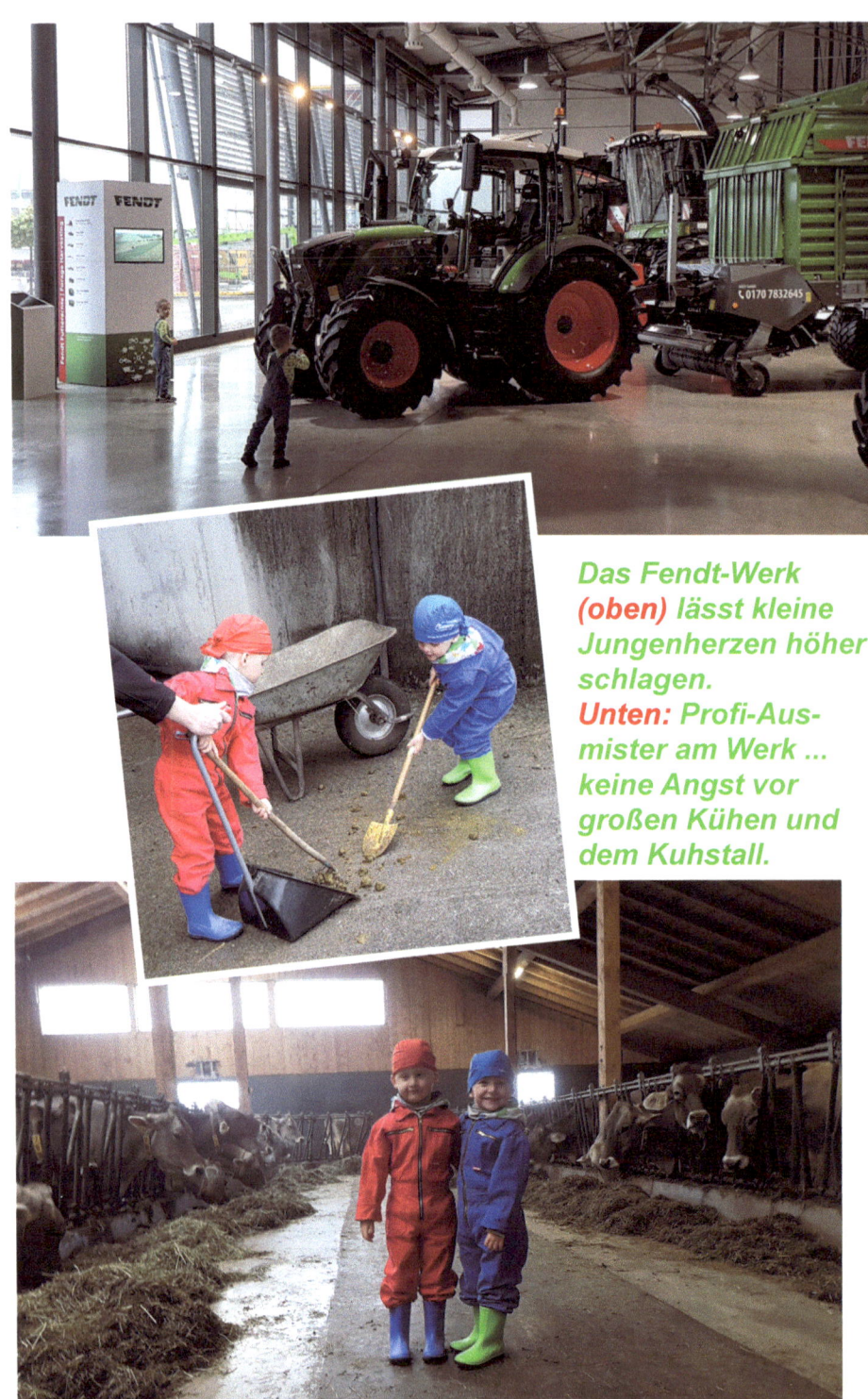

Das Fendt-Werk (oben) lässt kleine Jungenherzen höher schlagen.
Unten: Profi-Ausmister am Werk ... keine Angst vor großen Kühen und dem Kuhstall.

Toll für Kinder: Urlaub auf dem Bauernhof

Urlaub auf dem Bauernhof ist immer eine spannende Sache - nicht nur für Kinder aus der Stadt. Wo sonst kommen Kinder so hautnah an Tiere heran? Wo sonst erleben sie Abenteuer in edr Natur? Wo finden Sie einen Bauernhof, der auf Feriengäste ausgerichtet ist? Hier sind die Adressen.

- www.bauernhofurlaub.de
- www.bauerunhof-urlaub.de
- www.landreise.de
- www.landsichten.de
- www.urlaub-bauernhof.de
- www.mein-bauernhofurlaub.com
- www.landsichten.de
- www.myhof.de

- www.kinderhof.de
- www.allgaeu-urlaubaufdembauernhof.de
- www.hoernerdoerfer.de
- www.kinder-bauernhoefe.de
- www.bauernhofurlaub-oesterreich.at

Angaben ohne Gewähr.

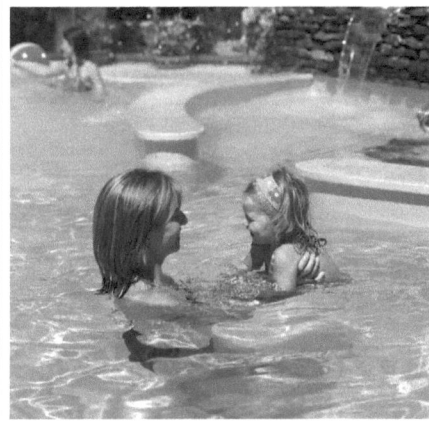

Folgende Ausgaben unserer neuen Zeitschrift sind jederzeit & immer zu haben unter www.twins.de und auf allen gängigen Internet-Buchbestell-Portalen. Als Buch für 9,90 €, als E-Book für nur 7,99 € (nur bis Ausgabe 17). Von Ausgabe 01 bis inklusive Ausgabe 20 wurde das Magazin unter dem Titel: „Das neue ZWILLINGE Magazin" veröffentlicht. Danach haben wir die Zeitschrift umbenannt, damit sie im Internet besser gefunden wird.

- Das neue ZWILLINGE Magazin - Ausgabe 01: ISBN 978-3-927058-22-4 (Print 9,90 €)
- Das neue ZWILLINGE Magazin - Ausgabe 02: ISBN 978-3-927058-25-5 (Print 9,90 €)
- Das neue ZWILLINGE Magazin - Ausgabe 05: ISBN 978-3-927058-36-1 (Print 9,90 €)
- Das neue ZWILLINGE Magazin - Ausgabe 06: ISBN 978-3-927058-53-8 (Print 9,90 €)
- Das neue ZWILLINGE Magazin - Ausgabe 07: ISBN 978-3-927058-60-6 (Print 9,90 €)
- Das neue ZWILLINGE Magazin - Ausgabe 08: ISBN 978-3-927058-65-1 (Print 9,90 €)
- Das neue ZWILLINGE Magazin - Ausgabe 09: ISBN 978-3-927058-67-5 (Print 9,90 €)
- Das neue ZWILLINGE Magazin - Ausgabe 10: ISBN 978-3-927058-73-6 (Print 9,90 €)
- Das neue ZWILLINGE Magazin - Ausgabe 11: ISBN 978-3-927058-79-8 (Print 9,90 €)
- Das neue ZWILLINGE Magazin - Ausgabe 13: ISBN 978-3-927058-84-2 (Print 9,90 €)
- Das neue ZWILLINGE Magazin - Ausgabe 14: ISBN 978-3-927058-90-4 (Print 9,90 €)
- Das neue ZWILLINGE Magazin - Ausgabe 15: ISBN 978-3-927058-93-4 (Print 9,90 €)
- Das neue ZWILLINGE Magazin - Ausgabe 16: ISBN 978-3-927058-95-8 (Print 9,90 €)
- Das neue ZWILLINGE Magazin - Ausgabe 17: ISBN 978-3-927058-97-2 (Print 9,90 €)
- Das neue ZWILLINGE Magazin - Nr. 18: ISBN 978-3-927058-99-6 (nur Print - 7,99 €)
- Das neue ZWILLINGE Magazin - Nr. 19: ISBN 978-3-927058-39-2 (nur Print - 7,99 €)
- Das neue ZWILLINGE Magazin - Nr. 20: ISBN 978-3-927058-43-9 (nur Print - 7,99 €)
- ZWILLINGE - DAS MAGAZIN - Nr. 21: ISBN 978-3-927058-46-0 (nur Print - 7,99 €)
- ZWILLINGE - DAS MAGAZIN - Nr. 22: ISBN 978-3-743141-65-0 (nur Print - 7,99 €)
- ZWILLINGE - DAS MAGAZIN - Nr. 24 ISBN 978-3-7431-6633-2 (Print 7,99 €)
- ZWILLINGE - DAS MAGAZIN - Nr. 25 ISBN 978-3-7431-7302-6 (Print - 7,99 €)
- ZWILLINGE - DAS MAGAZIN - Nr. 26 ISBN 978-3-7448-1375-4 (Print - 7,99 €)
- ZWILLINGE - DAS MAGAZIN - Nr. 27 ISBN 978-3-7448-6986-7 (Print - 7,99 €)
- ZWILLINGE - DAS MAGAZIN - Nr. 28 ISBN 978-3-7448-9922-2 (Print - 7,99 €)
- ZWILLINGE - DAS MAGAZIN - Nr. 29 ISBN 978-3-7460-1535-4 (Print - 7,99 €)
- ZWILLINGE - DAS MAGAZIN - Nr. 30, ISBN 978-3-7460-6536-6 (Print - 7,99 €)
- ZWILLINGE - DAS MAGAZIN - Nr. 31, ISBN 978-3-7460-7517-4 (Print - 7,99 €)
- ZWILLINGE - DAS MAGAZIN - Nr. 32, ISBN 978-3-7528-5015-4 (Print - 7,99 €)
- ZWILLINGE - DAS MAGAZIN - Nr. 33, ISBN 978-3-7528-3996-8 (Print - 7,99 €)
- ZWILLINGE - DAS MAGAZIN - Nr. 34, ISBN 978-3-7448-8516-4 (Print - 7,99 €)
- ZWILLINGE - DAS MAGAZIN - Nr. 35, ISBN 978-3-7481-8206-1 (Print - 7,99 €)
- ZWILLINGE - DAS MAGAZIN - Nr. 36, ISBN 978-3-7481-7183-6 (Print - 7,99 €)
- ZWILLINGE - DAS MAGAZIN - Nr. 37, ISBN 978-3-7392-0469-7 (Print - 7,99 €)
- ZWILLINGE - DAS MAGAZIN - Nr. 38, ISBN 978-3-7347-9177-2 (Print - 7,99 €)
- ZWILLINGE - DAS MAGAZIN - Nr. 39, ISBN 978-3-7460-9826-5 (Print - 7,99 €)
- alle übrigen sind inzwischen ausverkauft

**Jedes Magazin (Buch) im Internet oder über www.twins.de
Ausgaben 01 - 17 und ab Ausgabe 24 auch wieder als E-Book auf
Amazon & anderen Portalen für 5,99 €.**

**Nächste Ausgabe: ZWILLINGE - DAS MAGAZIN -
Ausgabe 41 = Nov./Dezember 2019 voraussichtlich ab 25.11.2019*)**

*) da das Heft bei Books on Demand produziert wird, können wir keinen definitiven Termin für das Erscheinen angeben, da wir auf die Produktionszeiten von BoD keinerlei Einfluss haben.

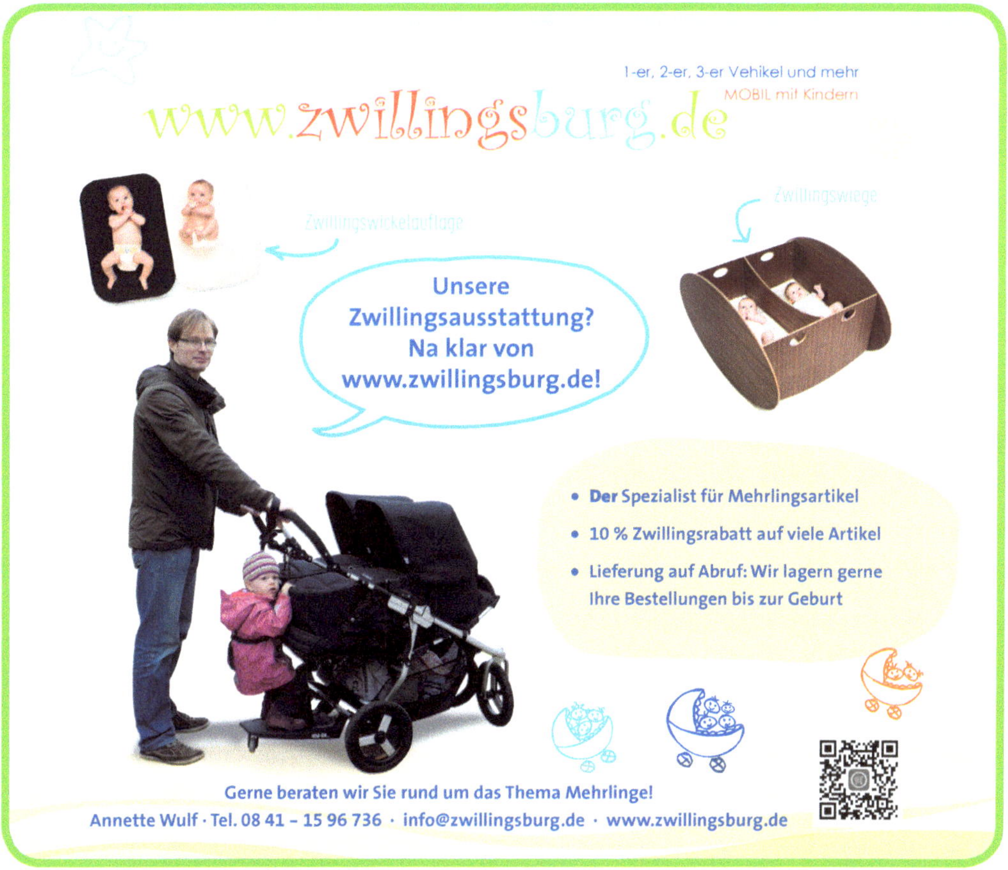

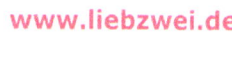
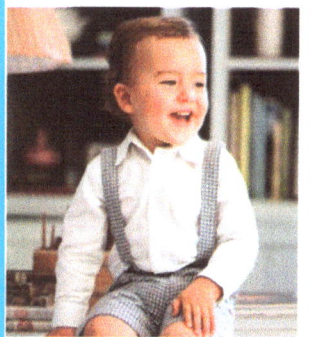
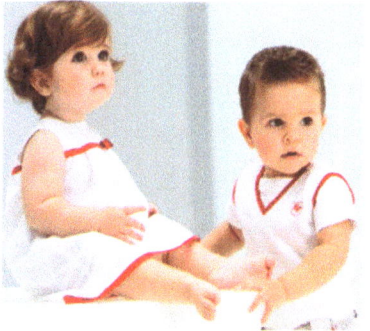
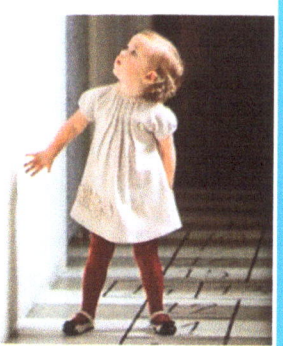

Diese Bücher verschenken wir: bewerbt Euch!

Alle Bücher, die wir in ZWILLINGE vorstellen, bekommen wir als Bespre-chungsexemplare zugeschickt. Da wir nicht alle Bücher behalten möch-ten, verschenken wir sie. Bisher gegen einen Beitrag. Dieses Angebot haben nur wenige LeserInnen angenommen. Jetzt können Sie sich auch ohne etwas zu schreiben bewerben. Nur das Porto hätten wir gern.

Kinderbücher, Kochrezepte, Bastelbücher, Erziehungs-Ratgeber ... viele interessante Titel haben wir in den vergangenen zwei Jahren in ZWILLINGE - DAS MAGAZIN vorgestellt.

Gerne haben wir die Bücher an jemanden verschickt, der uns dafür für eine der neuen Ausgaben einen (kleinen) Beitrag geschrie-ben hat ... das ist auch von einigen immer wieder genutzt worden.

Jetzt trennen wir uns von den vielen Bü-chern auch ohne dieses kleine Entgegen-kommen „Buch gegen Beitrag".

Bewerben Sie sich jetzt einfach per E-mail und wir schicken Ihnen das gewünschte Buch zu, wenn es noch da ist.

Und so können Sie sich um eines der Bü-cher bewerben.

- Suchen Sie sich ein Buch aus. Die Liste der vorhandenen Bücher finden Sie auf www.twins.de unter der Rubrik „Buch gegen Beitrag".
- Schicken Sie uns eine E-mail mit Ihrem Buchwunsch an info@twins.de.
- Vergessen Sie Ihre Anschrift nicht.
- Wenn das Buch vorhanden ist, schik-ken wir es Ihnen zu und legen ein Kärt-chen bei mit einer Kontonummer, wo-hin Sie das Porto (pauschal 3 Euro für Versandkosten) überweisen können.
- Per Paypal an marionvg@web.de

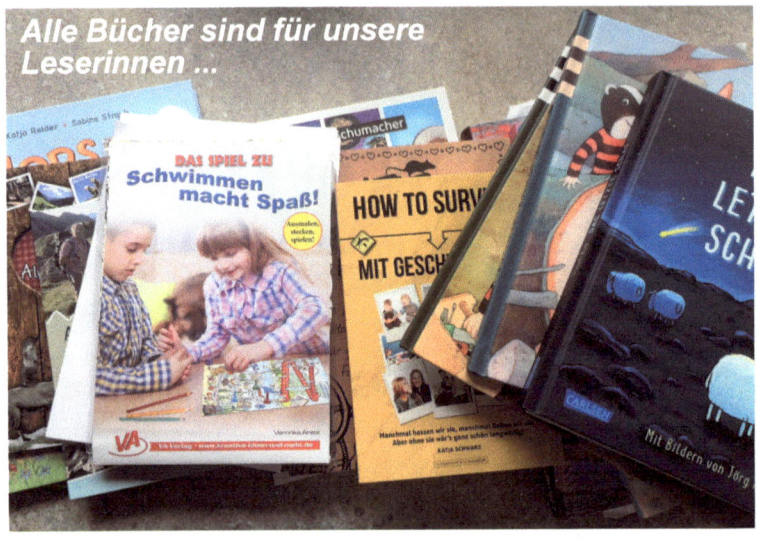

Alle Bücher sind für unsere Leserinnen ...